I0036240

FERRET 1976

ARGUMENTS,

RÉFLEXIONS ET COMMENTAIRES,

SUR LES ŒUVRES

MÉDICO-PHILOSOPHIQUES ET PRATIQUES

DE

G. E. STAHL,

PROFESSEUR ET DOYEN DE LA FACULTÉ DE MÉDECINE DE HALLE, ETC.;

PAR A. L. BOYER,

PROFESSEUR DE PATHOLOGIE EXTERNE A LA FACULTÉ DE MÉDECINE DE MONTPELLIER,
MÉDECIN EN CHEF DE L'HOSPICE SAINT-ÉLOI,
PRÉSIDENT DES SOCIÉTÉS HYDROLOGIQUES DU MIDI, MEMBRE TITULAIRE DE L'ACADÉMIE
DES SCIENCES ET LETTRES DE MONTPELLIER, ET DE PLUSIEURS AUTRES ACADÉMIES,
LICENCIÉ ÈS-SCIENCES PHYSIQUES ET MATHÉMATIQUES, etc.

MONTPELLIER,

JEAN MARTEL AÎNÉ, IMPRIMEUR DE LA FACULTÉ DE MÉDECINE,
RUE DE LA CANABASSERIE 2, PRÈS DE LA PRÉFECTURE.

1858

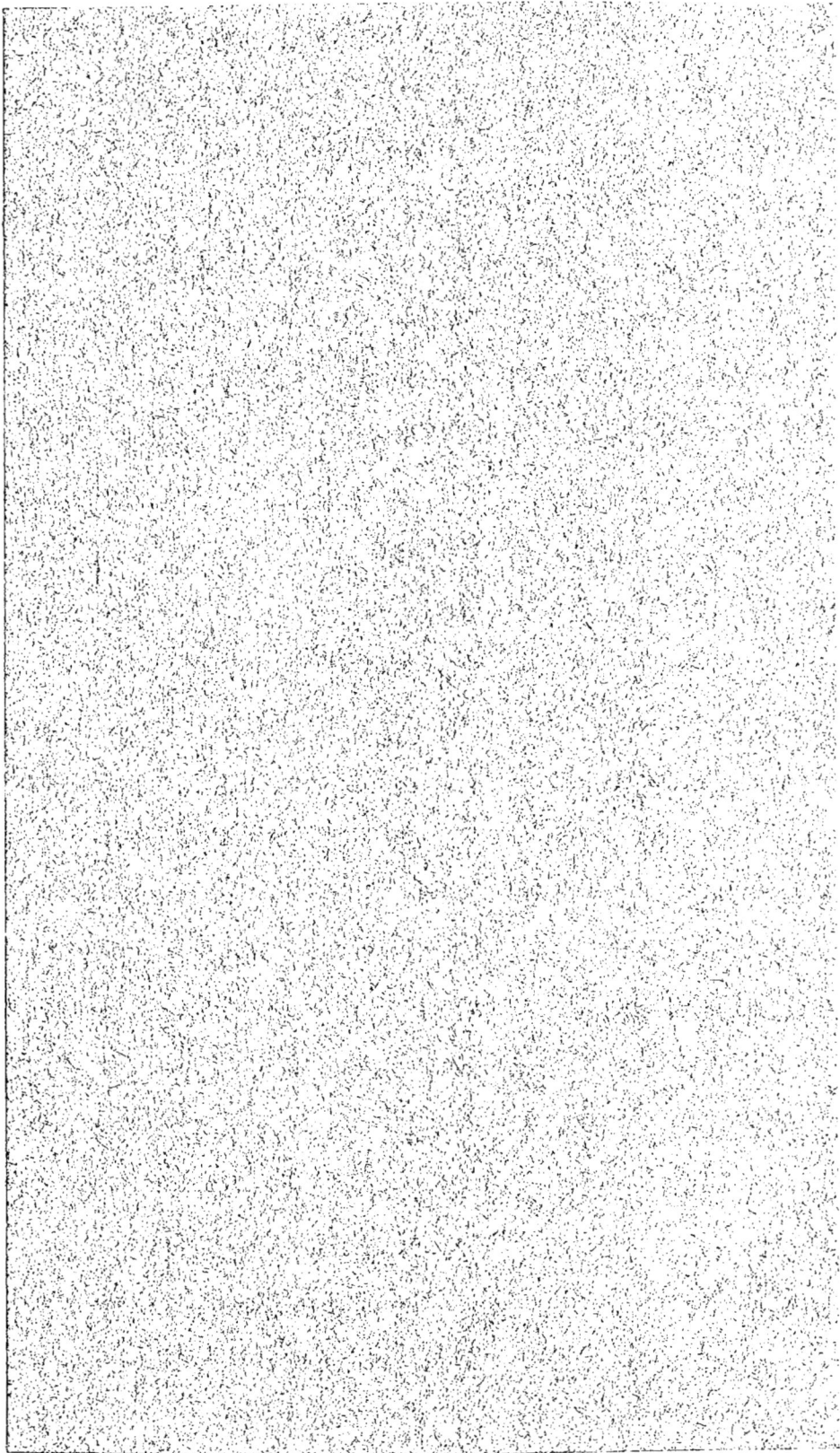

ARGUMENTS,

RÉFLEXIONS ET COMMENTAIRES,

SUR LES OEUVRES

MÉDICO-PHILOSOPHIQUES ET PRATIQUES

DE

G. E. STAHL.

OUVRAGES DU MÊME AUTEUR.

1. Opuscules de Physique et de Mathématiques. In-4°.
2. Discours sur la Littérature Espagnole, par Marchéna ; traduit de l'espagnol, et précédé d'une Histoire de la Littérature Espagnole depuis le XIV° siècle, par A.-L. Boyer.
3. Mémoires sur la l'ilimiction, sur la Voix et la Phonation, etc.
4. Mémoires de Clinique chirurgicale.
5. Études sur les Dermatoses et les Maladies syphilitiques. In-4°.
6. Essai sur l'Anatomie pathologique du système osseux. In-4°.
7. Études médico-légales sur les Lésions des organes génito-urinaires. In-4°.
8. Études sur la Contagion et les Maladies contagieuses. In-4°.
9. Des causes de la Mort après les traumatismes et les grandes opérations. In-4°.
10. Éloge du professeur Goupil. in-4°.
11. Études sur la Polysarcie et l'Engraissement artificiel.
12. Études historiques sur l'Hydrothérapie. 3e édition, 1843.
13. De la part respective de l'Art et de la Nature dans la guérison des maladies chirurgicales. In-4°.
14. Études sur la Digestion au moyen des fistules naturelles ou artificielles gastriques, intestinales, biliaires, etc.
15. De la Vie du Sang et des diverses humeurs.
16. Études sur la Méthode dans les Sciences.
17. Études sur l'Hydrologie.
18. Des circonstances qui préparent et qui assurent l'avènement des grands Siècles.
19. Du Génie scientifique du XIXe Siècle.
20. De l'Avenir scientifique du XIXe Siècle.
21. Études sur quelques Maladies du cœur.
22. Opuscules médico-philosophiques d'Hippocrate ; traduction sur le texte avec commentaires, par L. Boyer et Girbal.

ARGUMENTS,

RÉFLEXIONS ET COMMENTAIRES,

SUR LES ŒUVRES

MÉDICO-PHILOSOPHIQUES ET PRATIQUES

DE

G. E. STAHL,

PROFESSEUR ET DOYEN DE LA FACULTÉ DE MÉDECINE DE HALLE, ETC.;

PAR A. L. BOYER,

PROFESSEUR DE PATHOLOGIE EXTERNE A LA FACULTÉ DE MÉDECINE DE MONTPELLIER,
MÉDECIN EN CHEF DE L'HOSPICE SAINT-ÉLOI,
PRÉSIDENT DES SOCIÉTÉS HYDROLOGIQUES DU MIDI, MEMBRE TITULAIRE DE L'ACADÉMIE
DES SCIENCES ET LETTRES DE MONTPELLIER, ET DE PLUSIEURS AUTRES ACADÉMIES,
LICENCIÉ ES-SCIENCES PHYSIQUES ET MATHÉMATIQUES, etc.

MONTPELLIER,

JEAN MARTEL AINÉ, IMPRIMEUR DE LA FACULTÉ DE MÉDECINE,
RUE DE LA CANABASSERIE 2, PRÈS DE LA PRÉFECTURE.

1858

ARGUMENT

ou Résumé analytique de la Dissertation inaugurale de STAHL, pour obtenir
la Licence et le titre de Docteur en médecine, à IÉNA (1684).

———————

L'opuscule que M. le docteur BLONDIN met en tête de sa traduction
des principales œuvres médico-philosophiques de STAHL, est divisé
en deux parties : il contient d'abord le discours prononcé avant la
soutenance de Stahl, par Faschius, doyen de la Faculté d'Iéna ;
en second lieu, la dissertation même du candidat pour obtenir
le grade de licencié et le titre de docteur, sous la présidence de
CRAUSE.

PREMIÈRE PARTIE. — DISCOURS DE FASCHIUS. — Ce professeur,
dans une courte allocution, donne des détails intéressants sur Stahl,
sa famille, ses maîtres, la nature et la direction de ses études, soit
préliminaires, soit médicales, la trempe de son esprit ; il fait connaître ensuite le caractère des doctrines enseignées alors à Iéna ; il
insiste sur l'importance du sujet choisi par l'auteur ; il termine,
enfin, en s'adressant à tous ceux qui concourent aux progrès de
l'art médical, et les priant d'honorer de leur présence cet acte
solennel : « Je vous le demande », leur dit-il, « au nom de l'estime
» et de l'affection que j'ai vouée à notre illustre candidat. »

1° Stahl est né en 1660 à Anspach, en Franconie, de parents
honorables, distingués par leur instruction et leur piété, qui ont
veillé avec une grande sollicitude à son éducation confiée à d'ex-
cellents maîtres. Après avoir terminé ses humanités à seize ans
(1676), il s'est livré pendant trois ans, d'une manière spéciale, à
l'étude de la philosophie, en y joignant celle des sciences physiques,
anatomiques, et surtout de la chimie expérimentale, sans oublier
qu'il devait les adapter à la médecine à laquelle il voulait se consacrer. En 1679, il a commencé à suivre les leçons de la Faculté de
médecine d'Iéna, où l'on a remarqué son assiduité, son ardeur pour
le travail ; il vient aujourd'hui, à vingt-quatre ans (1684), recueillir
le fruit de ses efforts en demandant le grade de licence-doctorale.

1

2° L'exposition de Faschius montre en lui un fervent disciple du Vitalisme Hippocratique, qui était alors à Iéna la base de l'enseignement médical. Wolfgang Wédel, que Stahl avait pris plus particulièrement pour guide, développait dans ses leçons le vitalisme de Van-Helmont qu'il avait perfectionné [1].

DEUXIÈME PARTIE. — Dissertation de Stahl. — Elle a pour titre : « Des intestins ; de l'art de bien connaître et de guérir : 1° leurs » affections morbides (matérielles) ; 2° leurs affections symptomati- » ques (fonctionnelles. »

I. Avant-propos. — Il est évident que toutes les parties de notre corps aperçues par nos sens sont simplement organiques ; mais elles sont mises en mouvement par un principe animateur qui produit et dirige toutes ses opérations. Tant qu'il est uni à ce mixte organique hétérogène, celui-ci exécute des actes harmoniques qui tendent avec accord et intentionnellement vers un but fixe bien déterminé : dès que cet agent supérieur se retire, le mouvement vital cesse, les éléments matériels se séparent, tout tombe dans le chaos. Il ne faut donc point se contenter d'étudier les éléments matériels qui constituent le corps humain dans sa seule matérialité ; il faut aussi les considérer comme des instruments qui remplissent des fonctions coordonnées pour atteindre un but final ; il faut, de plus, les mettre en rapport avec cet agent mystérieux qui dirige tout, qui veille sur l'ensemble et sur toutes les parties, qui les enchaîne et les conduit intentionnellement vers la fin à laquelle elles sont destinées.

C'est là ce qu'avait parfaitement vu le divin Vieillard ; ce qu'il a heureusement exprimé, en établissant qu'il y a dans le corps humain des parties contenantes (les solides), des parties contenues (les fluides, etc.), des agents incorporels et invisibles (τά ενορμοντα, *impetum facientia*), agents essentiellement actifs par leur nature intime, qui provoquent, produisent et dirigent tous les actes vitaux [2].

Après ces considérations préliminaires, le candidat annonce qu'il appliquera ces idées hippocratiques, et qu'il s'occupera de l'intestin considéré comme l'organe, l'instrument de la première digestion.

II. Anatomie physiologique. — L'intestin étant regardé comme l'instrument de la première digestion, l'estomac ne peut en être séparé.

[1] *Voy.* les œuvres de W. Wédel et l'exposition de sa doctrine.
[2] *Voy.* Hippocr., *Épidém.*, v. 6, t. I, sect. 8, p. 819, édit. Van-der-Linden.

L'auteur expose, avec autant de science que de finesse, l'anatomie physiologique du tube digestif et de ses annexes.

III. Physiologie. — *Des fonctions, de l'utilité et du but instrumental des intestins, ou du but final de leur organisme formel, des fonctions qu'ils remplissent instrumentalement dans le corps vivant, en vertu de leur disposition organique ou instrumentale.* — Comme tous les autres appareils de l'organisme, l'intestin, c'est-à-dire le tube digestif, les premières voies nutritives, sont un instrument dont le principe animateur, l'âme, se sert pour accomplir la première digestion (la digestion proprement dite). Par quel mode et de quelle manière peuvent-ils instrumentalement concourir à cette fonction?

Les premières voies sont destinées à l'ingestion des aliments, à leur détention pendant un temps déterminé, à la séparation des substances nutritives d'avec les matières fécales, à l'expulsion de ces dernières.

Il y a donc là 1° un mouvement de transport par lequel les matières cheminent dans le tube digestif; 2° un changement intime dans les molécules des aliments.

Occupons-nous d'abord de ce dernier : c'est une dissolution, une division de l'aliment en ses particules les plus minimes, au moyen de la chaleur et d'un liquide versé dans la cavité digestive où il joue le rôle de menstrue.

Quel est ce liquide excitant la fermentation? Est-ce la salive? Est-ce, de plus, un liquide spécial sécrété par la tunique muqueuse ou glanduleuse de l'estomac? Vu les dissidences des auteurs, le défaut d'expérimentations précises et les objections nombreuses qu'il énumère, Stahl ne se prononce point : il croit surtout à l'efficacité de la chaleur, non point d'une chaleur extérieure semblable à celle de nos fourneaux, mais d'une chaleur toute particulière qui produit la turgescence et la dissolution de la pâte alimentaire. Celle-ci opérée, la substance nutritive, ainsi divisée, est soumise à l'absorption élective que la nature opère suivant les besoins, au moyen des vaisseaux lymphatiques.

Quant aux mouvements qu'accomplit le tube digestif pour faire cheminer ces matières ou pour tout autre objet, il ne faut point leur chercher une cause ou une explication mécanique, bien qu'aujourd'hui, dit-il, on veuille tout rapporter au mécanisme, même pour la dissolution de l'aliment : c'est l'âme même qui agit directement sur le tube digestif, en imprimant à sa tonicité une énergie particulière, variable dans les différents cas pour sa direction, son intensité, etc., suivant le but qu'il s'agit d'atteindre. L'âme perçoit des impressions; elle a des modes affectifs qui lui sont propres; elle tend vers une fin, et c'est là-dessus que se règle l'action tonique qu'elle imprime aux intestins et qu'elle dirige.

IV. Pathologie. — *Des maladies ou des états anormaux du tube digestif.* — Un principe fondamental en pathologie est celui-ci : toute lésion matérielle (physique ou organique) d'une partie se nomme *maladie;* toute lésion instrumentale ou fonctionnelle se nomme *symptôme* (état morbide symptomatique) : de là deux classes bien distinctes. Ces deux classes de lésions ont quelque chose de commun par leur siége (dans un même appareil) et par certains phénomènes; mais elles diffèrent quant à leurs causes et leur nature intime. Dans les états morbides fonctionnels, la lésion est dans les mêmes instruments actifs (dans les forces), qui produisent la santé quand elles sont normales : ces forces sont donc le sujet où réside la maladie, et celle-ci doit être étudiée subjectivement [1].

Appliquons ces principes au tube digestif, et nous aurons le tableau suivant :

Section Ire. — *Des maladies des intestins, ou de leurs lésions de consistance (physiques).* = Art. 1er. — *Lésions de conformation par augmentation, diminution, viciation de l'épaisseur de leurs parois ou de l'ampleur de leur cavité,* telles que 1º leur ampliation, leur distension, leur coarctation, leur oblitération par des matières trop abondantes, des gaz, l'habitude d'une alimentation insuffisante, la présence de corps étrangers solides, de pièces de monnaie, des matières fécales endurcies, des portions d'intestin repliées les unes sur les autres et se doublant réciproquement (des duplicatures), etc.; 2º l'épaississement des parois produit par une accumulation de lymphe ou de sang, des congestions, des inflammations et leurs résultats, des tumeurs squirrheuses qui peuvent se transformer en cancers, etc.; 5º des dépôts de matières diverses venant du dehors, du dedans, déterminés par des maladies éruptives, des ulcères, des blessures accompagnées d'épanchement de sang ou d'autres liquides, etc.

Art. 2º. — *Lésions de situation et par désagrégation,* provenant d'un vice de conformation (estomac placé au-dessus du diaphragme), de l'issue de l'intestin après une plaie pénétrante,

---

[1] Van-Helmont avait déjà développé cette pensée.

d'une hernie, etc.; de l'expulsion d'une partie frappée de gangrène, etc. (Ces dernières sont des lésions par désagrégation.)

SECTION IIᵉ. — *Lésions (fonctionnelles) de l'action contentive (de la contractilité) des intestins, ou de leurs maladies fonctionnelles.* = ART. 1ᵉʳ. — *Lésions de cette contractilité considérée d'une manière absolue.* On en voit des exemples dans l'écartement des bords d'une plaie, dans le travail d'expulsion des corps étrangers ordinaires, des vers, du sang, des matières dysentériques, lientériques, etc.

ART. 2ᵉ. — *Lésions de l'action contentive dans ses rapports avec le temps, ou de la motilité.* Les contractions sont augmentées, diminuées, suspendues, perverties; elles sont modifiées dans leur fréquence, leur intensité, etc. : c'est ce qu'on observe dans les flux de ventre, le ténesme, l'expulsion des dépôts critiques, etc. Le défaut d'action amène la constipation, qui est due à une cause positive (la gêne du mouvement), ou à une cause privative, l'immobilité de matières dures, sèches, etc. : l'abus des astringents peut déterminer cet état morbide.

La perversion des mouvements consiste dans le changement contre-nature du mouvement péristaltique, qui devient anti-péristaltique, et réciproquement; alors, par exemple, ce qui devrait passer par la bouche s'échappe par l'anus, ou l'inverse a lieu.

ART. 3ᵉ. — *Lésions de sensibilité, coliques.* Quels sont la cause et le mécanisme des douleurs si intenses qui accompagnent les coliques? Cela est difficile à déterminer. Faudra-t-il en accuser les nerfs, organes spéciaux de la sensibilité, d'après beaucoup de physiologistes? Mais combien d'organes largement pourvus de nerfs sont peu sensibles dans leur état normal, peu douloureux dans leurs états morbides! Combien de fois n'a-t-on pas vu l'estomac, l'intestin grêle profondément altérés sans devenir le siége d'une douleur prononcée! Ceci réclame de nouvelles études. En attendant que nous puissions savoir si les nerfs en général sont l'instrument unique de la sensibilité, pouvons-nous connaître le siége précis des douleurs qui caractérisent la colique? Pour y parvenir, il faut porter son attention d'une manière spéciale sur le colon, où ces douleurs résident le plus fréquemment et avec le plus d'intensité; il faut interroger successivement les éléments anatomiques qui entrent dans sa composition. Après un minutieux examen, Stahl les rattache surtout à la tunique fibreuse (musculeuse) qui unit la membrane muqueuse à la nerveuse.

Nous ne suivrons pas l'auteur dans tous les détails, pleins d'intérêt d'ailleurs, qu'il a eu soin de nous donner ; nous nous bornerons à quelques remarques :

1º Stahl, embrassant dans un même cadre la pathologie entière du tube digestif considéré comme un seul organe chargé instrumentalement d'une fonction unique et continue (la première digestion), établit entre ses états morbides une distinction fondamentale, en séparant les maladies qui tiennent principalement à une altération matérielle, physique ou organique, de celles qui dépendent surtout d'une lésion fonctionnelle ou vitale : c'est la classification admise de nos jours, d'après laquelle on divise toutes les maladies en physiques, organiques et vitales ; les vices de conformation ne sont pas oubliés. Il va plus loin, et, par une savante analyse, il distingue dans chaque état morbide les éléments matériels (physiques ou organiques) et les éléments vitaux qui le constituent par leur association ; assigne à chacun sa place, son importance au point de vue de l'étiologie, de la séméiotique, de la thérapeutique, et remonte jusqu'au phénomène initial : c'est notre doctrine des *Éléments*.

2º Il fait toujours marcher de front la médecine et la chirurgie ; on peut voir déjà qu'il les possède à fond l'une et l'autre [1].

3º Toutes ses descriptions sont courtes, mais le point saillant est mis sans cesse en relief ; il insiste sur ce qui est fondamental. Ainsi, ce qu'il dit des pneumatoses intestinales porte le cachet d'une observation profonde unie à une grande sagacité spéculative ; en quelques phrases, il réfute les doctrines de ses prédécesseurs ; il en fait ressortir les défauts et les juge en maître ; il esquisse une théorie nouvelle ingénieuse, quoique un peu trop mécanique.

4º Les lésions vitales portent sur la motilité ou la sensibilité, qui subissent des changements dans leur quantité (augmentations, diminutions, abolition) ou dans leurs qualités (perversions). C'est identiquement la classification adoptée aujourd'hui : lésions de motilité, lésions de sensibilité, par augmentation, diminution, abolition, perversion.

5º Voici le mécanisme des lésions de la motilité. Supposons un corps étranger dans les voies digestives : le principe animateur de l'organisme vivant perçoit sa présence par une sensation spéciale, car il est doué de sensibilité ; il réagit, dès-lors, contre le corps étranger, hôte plus ou moins incommode dont il faut se débarrasser. Le but, c'est l'expulsion, par une voie convenable, de cette

[1] *Voy.* Stahl, Dissertation : *De Medicinæ et Chirurgiæ perpetuo nexu.*

substance morbide : l'agent vital, la force vitale, le principe animateur qui dirige le corps vivant, met en jeu la motilité vitale inhérente à l'organisme, le tube digestif se contracte, et la cause
morbide est chassée.

Mais cette action est synergique ; elle ne se fait point d'une manière aveugle : il y a un concours, un *consensus* harmonique de
toutes les forces motrices. Dans cet accord merveilleux, leur
énergie, leur direction se moulent sur le but à atteindre, et tout
se dispose pour y parvenir convenablement. Les efforts sont tour-à-
tour forts ou faibles, rares ou fréquents, péristaltiques ou anti-
péristaltiques, selon que l'expulsion doit être rapide ou lente,
qu'elle doit s'effectuer par les parties inférieures ou les supérieures.
L'âme vivifiante qui dirige cette opération connaît son ennemi ; elle
le surveille, proportionne sa lutte aux dangers qu'il lui fait courir,
attend le moment opportun et frappe alors un coup décisif. Une
pièce de monnaie n'est point chassée comme un corps aigu ou
déchirant ; un ver ne l'est pas comme un poison, l'arsenic comme
l'huile de ricin, un drastique comme un laxatif. Ce qui est surtout
remarquable, c'est la formation et l'expulsion des matières critiques, des abcès, par exemple. Un phlegmon s'est développé dans
les parois intestinales ; il n'a pu se résoudre : du pus s'est formé,
il y a un apostème ; que se passera-t-il ? Le pus sera versé dans
l'intestin, organe creux, doué d'une contractilité énergique, com-
muniquant avec l'extérieur : il sera ainsi facilement chassé.

Il y a mieux : d'où vient ce pus ? Le poumon était malade ; cet
organe est plus important que l'intestin, et moins bien disposé pour
servir d'émonctoire à l'organisme. Le mode morbide est venu aboutir
à l'intestin ; la matière morbifique s'est portée vers ce dernier par
un travail critique, c'est-à-dire judicateur, et l'œuvre curative finale
est devenue plus simple et moins périlleuse. La nature, la force
vitale a fait tout cela, non pas à l'aide de mouvements tumultueux
et isolés, mais par une série d'actes réguliers, coordonnés, enchaînés, tendant vers un but bien arrêté, soumis à des lois que
l'expérience constate et que la raison conçoit et explique sans
efforts.

En présence de ces faits, si concluants, si éclatants, si vulgaires,
ayez le courage de vous dire médecins, si vous vous arrêtez simplement aux lois de la physique et de la chimie. N'y a-t-il pas, au-dessus
de ces dernières, dans les organismes vivants, quelque chose de
plus délicat ? Est-ce une disposition physique ou chimique qui nous
fera concevoir comment les chylifères séparent, choisissent, absor-

bent le chyle nutritif, et abandonnent les résidus inutiles qui constitueront les matières fécales? Pourquoi ces dernières suivent-elles la filière intestinale qui les poussera au-dehors en les dépouillant de ce qui peut le mieux servir à la nutrition, tandis que le chyle réparateur rentrera dans l'organisme par les voies circulatoires? Il y a un choix, une action élective faite avec intelligence pour un but, même dans ces actes de vie purement végétatifs, et nous n'y verrions que de la physique ou même de la chimie? Si l'absorption dépend seulement d'un rapport mécanique entre les pores absorbants et les substances absorbées, pourquoi, dans certaines pneumatoses, des gaz si ténus et si fortement comprimés ne s'absorbent-ils point, tandis que des liquides, des solides même dont les molécules sont bien plus volumineuses, bien plus intimement unies, sont aisément résorbés, sans être soumis à une forte pression extérieure qui les pousse dans les orifices et les canaux qu'ils doivent parcourir?

Mais pourquoi la force vitale dispose-t-elle ses actes d'expulsion d'après des modes si variés, en rapport avec la nature des substances dont l'organisme doit se débarrasser? Pourquoi ne traite-t-elle pas l'arsenic comme des matières stercorales endurcies? C'est qu'elle a un tact délicat, une impressionnabilité très-nuancée qui lui permet d'apprécier diversement l'action des substances communes, spéciales, spécifiques, et d'avoir des modes de réaction divers contre tel ou tel agent physique ou chimique, contre des poisons inorganiques ou vivants, des venins ou des virus.

Il faut donc admettre dans l'organisme vivant, au-dessus des forces physiques ou chimiques, un agent vital supérieur qu'on peut appeler *spiritus insitus*, archée, nature, etc., mais qu'il vaut mieux nommer *principe animateur présidant aux actes vitaux (anima præses actionum)*.

Tels sont les quelques-uns des arguments que Stahl présente dans la thèse que nous analysons; telle est la conclusion qu'il y formule; telle est la doctrine qu'il expose et qu'il développe en traitant de la physiologie et de la pathologie du tube digestif.

V. Partie pratique. — *Thérapeutique.* — Stahl passe en revue tous les états morbides qu'il vient d'étudier; il pose, pour chacun d'eux, les indications curatives qui découlent de leur nature, de celle de leurs éléments constitutifs, des diverses circonstances qu'ils présentent, et mentionne avec détail les substances médicamenteuses et les agents thérapeutiques de tout genre que l'on peut mettre en usage.

RÉFLEXIONS

sur le Discours de Faschius et la Dissertation inaugurale de Stahl
pour la Licence Doctorale.

———≫∘≪———

I. Avant-propos de Faschius.

Ce *Propempticum inaugurale* est un fragment d'une haute
importance, ainsi que nous l'avons déjà fait remarquer.

I. Il nous fournit un exemple d'un usage établi en Allemagne et que nous pourrions imiter : les réceptions docto-
rales étaient de véritables solennités ; un professeur était
chargé de faire connaître les antécédents du candidat depuis
son enfance ; de mettre en relief le caractère des doctrines
de l'école, et l'esprit particulier dans lequel la thèse était
conçue.

II. Faschius nous apprend que le Vitalisme Hippocratique
régnait encore, en 1684, dans la faculté médicale d'Iéna :
là, comme partout ailleurs, le sage naturisme du Vieillard
de Cos, fondé sur l'observation directe et profonde de
l'homme sain et malade, et entouré d'ailleurs de tous les
secours légitimes empruntés aux autres sciences, luttait avec
plus ou moins d'avantage contre les tendances exclusives
du mécanico-chimisme, prêt à envahir la médecine entière,
sous le prestige des grands progrès imprimés depuis peu
à la physique et à la chimie, et sous l'impulsion donnée
par le Cartésianisme, qui était lui-même une conséquence
nécessaire de ce progrès si remarquable et si éclatant.

Développons un instant cette dernière pensée. L'on n'a
pas assez vu que le progrès si merveilleux des sciences

2

physiques et chimiques aux XVIe et XVIIe siècles, dû en grande partie à des médecins, a précédé et produit le Cartésianisme, qui en a été la suite inévitable. A son tour, celui-ci a régularisé, accru et dirigé ce mouvement rénovateur auquel la médecine et les médecins ont pris une part si large et si active. Descartes le savait si bien, qu'il dit [1] : « S'il est possible de trouver quelque moyen de *rendre* » *communément les hommes plus habiles et plus sages qu'ils* » *n'ont été jusqu'ici, je crois qu'il faut le chercher dans la* » *médecine.... Or, ayant dessein d'employer toute ma vie à* » *la recherche d'une science si nécessaire, etc.* »

On sait que Descartes consacra ses dernières années à l'étude de l'anatomie, de la physiologie, etc. Bacon, Leibnitz, Bossuet, etc., sont tout aussi explicites à ce sujet; ils ont donné le même exemple pratique. On possède à la bibliothèque de Hanovre un exemplaire des œuvres de Van-Helmont, annoté tout entier par Leibnitz. L'évêque de Meaux est entré plusieurs fois dans de longs détails anatomo-physiologiques [2] ; il a composé, dit-on, un traité complet d'anatomie et de physiologie, resté manuscrit, véritable chef-d'œuvre, où plusieurs médecins célèbres ont puisé, assure-t-on, le germe ou le développement d'importantes découvertes.

Nous ignorons, en général, bien des détails majeurs sur les rapports intimes de la médecine et des médecins avec les diverses sciences et leurs plus illustres promoteurs, parce que nous étudions peu l'histoire de notre art et la biographie de nos grands prédécesseurs : il est vrai que les bons livres de ce genre sont très-rares ; que la plupart de ceux qui sont dans nos mains, faits à la hâte et sans le moindre soin, fourmillent de lacunes étranges et d'inconcevables erreurs.

[1] Disc. sur la méthode, 6e part. p. 52.
[2] *Voy.*, par exemple, sa *Connaissance de Dieu et de soi-même.*

Quant à la preuve de la persistance des dogmes hippocratiques dans l'école d'Iéna au XVIIe siècle, on la trouve
partout dans les écrits, trop peu connus aujourd'hui, de
W. Wédel; elle est dans chaque page du *Propempticum* de
Faschius. « Telle est », dit-il, « la circonspection, la sollici-
» tude, la prudence *de la nature,* que tous ses soins ten-
» dent à sustenter et à conserver la machine si admirable
» du corps humain, etc. » La même doctrine, plus avancée,
plus précise, plus largement exprimée, régnait aussi alors
à Montpellier.

III. Stahl, ainsi que le dit Faschius, après avoir terminé
ses études humanitaires, a consacré trois ans entiers à
approfondir la philosophie; il s'est livré ensuite avec ardeur
à la physique et à l'anatomie, appliquant sans cesse cette
dernière théoriquement et pratiquement à la chirurgie; il
est botaniste et a fait de nombreuses herborisations; il s'est
adonné d'une manière spéciale à la pharmacologie et à la
chimie, fréquentant les laboratoires publics, et faisant lui
même des expériences en particulier. Il se laisse guider par
sa raison, mais il tient compte des opinions qui ont cours
dans le monde, sous le patronage des grands médecins
dont il a médité les écrits. Le maître qu'il a pris surtout
pour guide, c'est W. Wédel, le plus célèbre de ses professeurs
à Iéna, qui était, nous le savons, un infatigable écrivain,
un praticien très-répandu, un profond érudit, très-versé
dans les sciences physiques, chimiques, zoologiques, qu'il
appliquait, avec autant de zèle que de succès, au perfectionnement du Vitalisme Hippocratique, dont il était un
des plus ardents promoteurs.

Tels sont les antécédents de Stahl à 24 ans, au moment
où il va soutenir sa thèse pour le doctorat. Il a, comme
nous le voyons, embrassé toutes les sciences; il les a con-
templées de haut, en les rattachant à leur lien commun,

la philosophie, sans en négliger les détails : il fait grand cas des sciences positives, expérimentales ; il observe et expérimente beaucoup ; il est habile en physique, en botanique, en chimie, en anatomie, en chirurgie ; il aime l'érudition, et respecte sans fétichisme toutes les opinions respectables ; mais il soumet tout au contrôle de sa raison, prêt à attaquer, sans hésitation et sans crainte, tout ce qu'il trouvera de contraire à la vérité, qu'il regarde comme divine et qu'il place au-dessus de tout : *Vitam impendere vero*, telle est sa devise. Pas de faiblesse, pas de détour, pas de lâche dissimulation, pas de feinte modestie plus orgueilleuse que l'orgueil même, pas de précautions oratoires ou de circonlocutions hypocrites pour déguiser ou voiler même sa pensée. La médecine est un sacerdoce ; elle en a les devoirs et les droits ; elle doit avoir horreur du mensonge quand il s'agit des intérêts de l'humanité, car le médecin, plus que tout autre, dit avec Hippocrate[1] et avant Térence : *Homo sum, et nihil humanum mihi alienum puto.* « La » vérité engendre la haine. » Mais qu'importe ? elle est utile, elle triomphe et impose le respect[2].

Sous tous ces rapports, dira-t-on, Stahl est Cartésien, mais plus positif, plus ferme, plus intraitable que le philosophe français : non, Stahl est tout simplement Hippocratiste, car tout cela se trouve dans les écrits de Cos ; seulement, notre jeune candidat est allemand, très-religieux, piétiste même, et, de plus, il se nomme Stahl.

Ce portrait, qui ressort du discours préliminaire de Faschius, et dont tous les traits deviennent de plus en plus saillants à mesure qu'on médite la dissertation qui est sous nos yeux, ne ressemble guère au tableau de fantaisie que les

[1] Ἦν γάρ παρῇ φιλανθρωπίη, πάρεστι καὶ φιλοτεχνίη : L'amour de la médecine est inséparable de l'amour de l'humanité (Hippocr., Παραγγελίαι. — Van-der-Linden, T. 1, p. 62.) — Voy. *Opusc. hippocr*, trad. sur le texte, avec comment. par L. Boyer et Girbal.

[2] Voy. Stahl, *Propempticum de curationibus in chartâ.*

historiens de la médecine reproduisent sans se lasser, en se copiant et en oubliant de remonter aux sources. A côté de quelques points exacts, ils placent des exagérations ou des erreurs. Ici, comme presque partout, le roman plus ou moins historique est venu se substituer à l'histoire. Stahl a-t-il subi, par la suite, une transformation profonde? Nous verrons qu'il n'en est rien ; des hommes comme lui se modifient légèrement avec l'âge, la position, les circonstances ; mais, dans leur fond, ils ne changent pas.

II. Dissertation de Stahl.

I. La thèse *De intestinis* est-elle bien celle que notre auteur a présentée pour le doctorat, ainsi que nous l'affirmons ; ou bien doit-on donner ce titre à la dissertation *De sanguificatione,* comme l'assure K. Sprengel [1], copié depuis par ses successeurs ? On lit, en tête de l'opuscule *De intestinis* : « *Pro licentiâ assumendi insignia ac privilegia docto-* » *ralia, summos in arte medicâ honores,* janvier 1684 ; » — et au commencement de la thèse *De sanguificatione* : « *Quam* » *ventilationi publicæ exponunt G. Ern. Stahl, med. doctor* » *præses, et respondens J. S. Brehmer,* avril 1684. » En janvier, Stahl présente pour le doctorat le traité *De intestinis* ; quatre mois après, le docteur Stahl préside la thèse de Brehmer, candidat au doctorat. Rien de plus clair ; il suffit de savoir lire.

II. La doctrine de Stahl est-elle originale ? Le fond du Stahlianisme, médicalement parlant, est-il l'animisme

[1] *Voy.* K. Sprengel, *Versucht einer pragmatischen geschichte der arzneikunde.* — Hist. de la médecine (assez mal traduite par Jourdan), 3e édit. en allemand ; Halle, 1821-1828, in-8o, 5 v. en 6 part., section 13, ch. 1er, syst. de Stahl, « dans sa dissertation *De sanguificatione,* qu'il soutint, en »1684 à Iéna, pour obtenir le titre de docteur, etc. »

ou le vitalisme ? « Si la doctrine de Stahl eût été le fruit de
» ses méditations, il l'aurait découverte peu à peu, et ne
» l'aurait pas développée comme par inspiration divine, dans
» toute son étendue, à vingt-quatre ans, dans sa thèse doc-
» torale : *De sanguificatione* [1]. » Examinons.

L'idée fondamentale du Stahlianisme se trouve dans
l'opuscule *De intestinis*, comme dans celui *De sanguificatione;* il est *vitaliste* avant tout, et emploie le mot *anima*
sans le déterminer : c'est le *principium movens, quod alii
spiritum insitum, alii archœum, alii facultatem expul-
tricem, alii sine dubio optimè animam actionum præsidem
vocamus.*

Il ne tient pas aux mots, mais aux choses. Il dit,
comme Barthez : « Il y a un principe moteur présidant des
» actes vitaux : appelez-le *esprit inné, archée,* ou simple-
» ment *faculté expultrice,* peu m'importe pourvu que vous
» acceptiez le fait *qu'il existe dans les êtres vivants, et sur-
» tout chez l'homme, un principe spécial, supérieur aux
» forces physico-chimiques ou organiques, dirigeant tout
» harmoniquement;* j'aimerais pourtant mieux l'appeler *âme
» directrice.* » C'est tout simplement le vitalisme de Faschius,
de W. Wédel, d'Iéna, de Cos, etc. Évidemment, il n'en
est pas l'inventeur, et il ne l'a jamais réclamé. Non, dira-
t-on, mais nous voyons percer ici des tendances au *vitalisme
animiste,* ou, pour être plus clairs, au *mono-psychisme,*
et telle est l'originalité de Stahl, qui se manifestera nettement plus tard.

Voilà donc comment on traite les plus beaux génies et
leurs glorieux travaux ! Ainsi, Stahl a inventé l'âme directrice, comme Barthez le principe vital ; rien de plus : mais,
avant eux, l'âme directrice et le principe vital ou plutôt vivificateur, Ἀρχὴ βιωτικὴ d'Aristote, avec leur action directrice,
avaient cours dans le monde, et constituaient des doctrines

[1] K. Sprengel, *loc. cit.*

dont l'origine se perd dans la nuit des temps. Ce n'est donc pas là leur ouvrage : ce qu'ils ont fait, c'est de séparer nettement et pour jamais le règne vivant du règne inorganique, l'animal de la plante, la brute de l'homme, en tenant compte des actes physico-chimiques qui se passent en eux ; c'est d'avoir fondé irrévocablement, sur des bases inébranlables, le *vitalisme moderne,* expansion et développement du *naturisme hippocratique ;* c'est d'en avoir tracé en maître les grandes lois expérimentales. Ils ont porté, en médecine, à un magnifique degré de splendeur, cette sage et savante méthode inductive, âme de la philosophie naturelle, si bien formulée, si largement appliquée par Hippocrate, Aristote et leurs légitimes successeurs, avant que Bacon, obéissant à l'impulsion de son siècle, de son médecin Harvey, de son ami Gilbert, médecin de la reine d'Angleterre, ne songeât à s'en occuper. Voilà ce que nous commençons à savoir.

Telle est l'œuvre commune de Stahl et de Barthez, monument impérissable de leur génie. Quant aux différences qui les distinguent, nous nous en occuperons à mesure que nous en trouverons l'occasion. Nous traiterons alors dans leur entier toutes les questions si nombreuses, si importantes, que soulèvent l'animisme de Stahl et le vitalisme de Montpellier, bien plus rapprochés qu'on ne le pense. Le vitalisme, en effet, a plusieurs formes qui constituent autant de branches plus ou moins voisines, partant d'un tronc commun qui les nourrit toutes, le *naturisme hippocratique ;* l'animisme, avec ses variétés, en est une. On a dit que le vitalisme de Montpellier est un enfant direct du Stahlianisme, un grand perfectionnement de ce dernier : c'est une erreur. Avant que Stahl fût au monde, il y avait à Montpellier des *Stahliens* auxquels il a rendu hommage ; il vient de nous, plus que nous ne venons de lui ; si nous lui devons beaucoup, il nous doit encore davantage. Ce Stahlianisme que nous avons perfectionné était à nous avant de lui appartenir : c'est ce que nous espérons démontrer [1].

Nous ne prétendons rien enlever à sa gloire, en rappelant les droits de ses prédécesseurs qui ont vécu parmi nous : sa part restera bien grande, et nous lui rendrons une éclatante justice, qu'on lui a presque toujours refusée.

Remarquons cependant que quelques esprits d'élite l'ont compris, apprécié, vengé dans l'ensemble, si ce n'est dans les détails : bornons-nous à quelques citations.

«Le génie éclate», dit Bordeu, «jusque dans les écarts de » Stahl et de Van-Helmont ; c'est là que le corps vivant est » considéré, non comme une masse froide et inanimée, mais » comme une substance vivifiée par un *esprit recteur* qui » domine sur toutes les fonctions, et le fait sortir de son » existence passive et corporelle. Stahl m'entraîne avec une » mâle vigueur *jusque dans le sanctuaire d'Hippocrate;* » Boërhaave me laisse à la porte avec des ouvriers qui ra- » massent des matériaux, et qui n'en mettent jamais en » œuvre, etc. [2] »

«Stahl», dit Roussel, « *a renversé la barrière qui sépa-* » *rait la médecine de la philosophie; son système doit à* » *jamais laver les médecins de l'imputation de matérialisme* » (phrase de Bordeu); *il est le plus orthodoxe* (c'est celui » de S. Thomas et de l'Église), *le plus vrai, le plus simple* » *et le plus conforme aux faits.* Stahl aurait, sans contredit, » subjugué toute la médecine, si, plus complaisant pour ses » lecteurs, il eût pris soin de polir ses ouvrages, et surtout » s'il se fût trouvé dans une position aussi avantageuse que » Boërhaave, etc. [3] »

[1] Nous montrerons, en effet, qu'avant Stahl tout ce qu'il y avait de fondamental dans l'ensemble de sa méthode, de ses dogmes, de leurs conséquences, était déjà dans la doctrine de Montpellier. Qu'a-t-il donc fait? Ce que Bordeu, Barthez, etc., ont fait à leur tour.

[2] Bordeu, *Médecine théor. et prat.;* extr. de ses ouvrages par Mainvielle.

[3] Roussel, *Syst. phys. et mor. de la femme,* préface, p. 44 à 48.

Voyez aussi Grimaud, De Sèze, Fouquet, etc. Voilà comment on juge Stahl à Montpellier. « Stahl », dit Cabanis, *«était un de ces génies extraordinaires* que la nature » semble destiner de temps en temps au renouvellement des » sciences. Elle l'avait doué tout à la fois de cette sagacité » vive qui pénètre en quelque sorte les objets, et de cette » retenue qui s'arrête à chaque pas pour les considérer sous » tous leurs aspects ; de ce coup-d'œil rapide et vaste qui les » saisit dans leur ensemble, et de cette observation patiente » qui poursuit avec scrupule leurs moindres détails. Il fut » distingué principalement, ainsi que son maître (Bécher) » par le rare talent de trouver dans les phénomènes les plus » communs les analogues et les points de comparaison, ou » même la cause directe de ceux qui paraissent le plus éton- » nants, et dans les explications les plus simples la base » des plus sublimes théories. Bécher et lui portèrent, les » premiers, la *philosophie* dans cette science chimique, » jusqu'alors si incertaine, etc.

» Stahl entreprit de faire pour la médecine ce qu'il avait » fait pour la chimie. Il était *nourri de la doctrine d'Hip-* » *pocrate,* et *personne* ne savait mieux que lui ce que les » *observations* et les *vues philosophiques des modernes y* » *pouvaient ajouter.*

» Les idées de Stahl ont, en général été mal comprises ; » on peut même dire qu'elles ont été presque également » défigurées par ses critiques et par ses admirateurs. Pour » bien faire comprendre les vues de ce médecin, *le plus* » *grand,* à mon avis, *qui ait paru depuis Hippocrate,* il » faudrait entrer dans *une exposition détaillée, non-seule-* » *ment de ses principes généraux, mais encore d'une* » *grande quantité de vues particulières qui les éclaircissent* » *et les confirment,* etc... [1]. »

---

[1] Cabanis, *Coup-d'œil sur les révolutions et sur la réforme de la médecine,* p. 145 et suiv.; Paris, 1804. (Ouvrage remarquable et trop peu lu.)

Voilà ce que dit Cabanis. S'il a bien jugé Stahl (en
partie du moins, car il n'en a pas sondé toute la profondeur, ce qui tient au mouvement philosophique si déplo-
rable au milieu duquel il a vécu), il a reconnu aussi, par-
tiellement, les liens qui l'unissent à Montpellier et la
portée de notre doctrine. « Des opinions de Stahl et de
» Van-Helmont, et du solidisme [1] étendu, corrigé, modifié,
» s'est formée une nouvelle doctrine, à laquelle Bordeu,
» Venel, Lamure, l'on peut même dire, l'École de Mont-
» pellier presque entière a donné beaucoup d'éclat et de
» partisans. Agrandie depuis ces maîtres par les vastes tra-
» vaux de Barthez ; fortifiée par ses élèves et par ses suc-
» cesseurs de ce que les découvertes modernes et les progrès
» des sciences collatérales pouvaient lui fournir de preuves
» nouvelles ; perfectionnée par l'application des méthodes
» philosophiques, que de bons esprits commencent à porter
» enfin dans tous les objets de nos études, elle se rapproche
» de plus en plus de la vérité. Bientôt ce ne sera plus une
» doctrine particulière : en profitant des découvertes réelles,
» éparses dans les écrits de toutes les sectes ; en se dé-
» pouillant de cet esprit exclusif qui étouffe la véritable
» émulation et qui n'a jamais enfanté que de ridicules
» débats, elle deviendra la seule théorie incontestable en
» médecine ; car elle sera le lien naturel et nécessaire de
» toutes les connaissances rassemblées sur notre art jusqu'à
» ce jour [2]. »

Tourtelle, professeur à Strasbourg, ne tient pas un
autre langage : « Dans le temps », dit-il, « où Boërhaave
» répandait ses dogmes dans toute l'Europe, un homme
» *d'un génie bien supérieur au sien travaillait pour la*
» *gloire du Vieillard de Cos. Le grand Stahl de Halle,*

[1] Cabanis ne tient pas compte de l'humorisme, heureusement combiné
au solidisme des auteurs qu'il cite ; il voit les grands résultats obtenus par
eux, sans remonter à leur source.
[2] Ouvr. cité, pp. 175 et 176.

» qui devint par la suite premier médecin du roi de Prusse,
» s'attacha à observer les divers phénomènes de la nature,
» et vérifia par sa propre expérience les aphorismes du Père
» de la médecine. *C'est dans l'observation qu'il a puisé les*
» *principes d'une théorie lumineuse,* confirmée par les faits
» de pratique... Rebuté des principes faux du mécanisme,
» il crut nécessaire de remonter à un premier mobile qui
» agit spontanément, et qui a toujours en vue la conserva-
» tion de l'individu qu'il anime, etc. [1]. »

Dezeimeris, très-peu partisan de l'animisme de Stahl et
du vitalisme de Montpellier, ne peut s'empêcher de rendre
hommage à Stahl, et même à Barthez qu'il rapproche de
lui. Après avoir combattu l'animisme et le vitalisme en
général d'une manière bien peu judicieuse, et en com-
mettant d'un bout à l'autre des erreurs graves en histoire
et en philologie, fort singulières pour celui qui le juge
sur sa réputation, moins étonnantes pour ceux qui l'ont
étudié et apprécié sérieusement [2], Dezeimeris ajoute :

---

[1] Tourtelle, *Hist. philos. de la médecine*, 1804, T. II, pag. 446 et 447.

[2] Il y a de bons travaux parmi ceux que nous a laissés M. Dezeimeris sur
quelques points d'histoire médicale moderne ; mais il obéit, en général, à
des préventions ardentes, et affecte une érudition beaucoup plus grande que
celle qu'il a réellement et qui aurait dû lui suffire. Son style est correct,
élégant, vif, parfois entraînant ; mais, avec lui, il faut toujours se tenir sur
ses gardes. Assez peu médecin, trop légèrement philosophe, laissant bien à
désirer pour la littérature antique, même médicale, dont il parle beaucoup
quoiqu'il l'ait trop négligée, bon helléniste en général, mais sans spécialité, il est rarement remonté consciencieusement aux textes, et a pris
souvent, même pour l'allemand qu'il connaît bien, son érudition de seconde
main, toutes les fois qu'il l'a pu. Si, d'une part, il a rendu des services nombreux et réels, à une époque où la philologie médicale jouissait de peu de
crédit ; il a, de l'autre, répandu bien des idées fausses. Il passe fréquemment
à côté du vrai ; mais quand il le rencontre, il le fait ressortir nettement et
avec énergie. Il semble avoir beaucoup étudié Stahl. L'a-t-il fait assez ? Ne
l'a-t-il pas trop regardé avec ses préventions anti-vitalistes ? Nous n'hésitons
pas à affirmer que souvent il ne l'a pas suffisamment compris. Il en avait
peut-être conscience, car, après avoir promis cent fois un article très-
étendu sur Stahl et le Stahlianisme, il ne les a jamais abordés de front :
nous devons le regretter.

« Le Stahlianisme n'est qu'une forme particulière de l'ani-
» misme, et l'animisme est bien loin de constituer tout
» entière la vaste et profonde doctrine du professeur de
» Halle : l'animisme est de tous les temps..... Combien de
» fois les doctrines de l'illustre professeur de Halle n'ont-
» elles point été travesties et défigurées! C'est les défigurer
» que de les enfermer dans une théorie des facultés, des
» déterminations et des influences de l'âme.

» Il y a de l'animisme dans ces doctrines ; mais il y a
» bien autre chose encore.

» La première chose qu'on y aurait dû voir est la der-
» nière qu'on y ait remarquée : c'est que, tout au contraire
» des systèmes d'animisme fabriqués jusque-là, l'auteur de
» celui-ci ne part point de l'âme comme d'un principe
» général, et dont il faille d'abord convenir pour deviner,
» ou en déduire par une série de conséquences tous les
» phénomènes de l'organisme ; mais il part de ces phé-
» nomènes, les étudie en eux-mêmes, dans leurs rapports
» réciproques, dans les conditions de leur production. Il les
» rapproche, il y saisit les caractères spécifiques qui les
» distinguent de ceux que les corps inorganiques présentent
» aux chimistes ou aux physiciens ; enfin, il les rattache
» par *induction* à une cause substantielle, différente de la
» matière organique. Sa manière de philosopher consiste,
» non à procéder par hypothèses d'un principe général que
» l'on pose, aux faits particuliers que l'on déduit, comme
» avaient fait jusqu'alors les animistes, mais à partir des
» faits d'observation, pour s'élever, par des rapprochements
» et des abstractions, à un principe général qui les domine
» tous.........»

« Si la doctrine de Stahl n'eût été exploitée que par des
» hommes de la même trempe ; si ses successeurs s'étaient
» attachés à confirmer et à agrandir les principes qu'elle
» avait rigoureusement déduits de l'observation, la science

» aurait marché plus vite, et l'on serait probablement arrivé
» un demi-siècle plus tôt aux principes les mieux établis de
» nos doctrines modernes, *dont l'origine n'est point ailleurs*
» *que dans celle du professeur de Halle* [1]. »

Il dit plus bas, en parlant de Barthez : « Personne n'a
» pénétré aussi profondément que l'illustre professeur de
» Montpellier, ni développé avec plus de précision et de
» justesse l'esprit de la seule méthode logique qui puisse
» mettre à l'abri des écarts où il est tombé [2]. »

Nous pourrions citer un bon nombre d'auteurs éminents,
français et étrangers, qui ont reconnu et proclamé la véritable grandeur de Stahl, s'efforçant de triompher des
erreurs et des préjugés qui, dès l'origine, se sont dressés
contre lui et ont encore aujourd'hui tant de vigueur ; nous
arriverions ainsi jusqu'à nos plus récentes publications.

Écoutons, pour terminer, un philosophe distingué,
M. Lemoine, professeur à la faculté des lettres de Bor-
deaux : « La clef de la doctrine de Stahl, le secret de sa
» force et sa vérité sont dans la méthode qui a présidé à sa
» construction. Son système n'est pas, comme on le croit
» généralement, une œuvre de construction et de spécula-
» tion ; c'est, au contraire, le résultat de l'*expérience* et de
» l'*induction*. Il a observé long-temps et bien. Sa doctrine
» est bien, en définitive, l'animisme ; mais ce n'est point
» par l'animisme qu'il commence, et l'âme n'intervient
» comme principe de la vie qu'au dernier moment et
» comme à la conclusion de son système. Ce système est
» d'abord une réfutation des doctrines contemporaines, une
» réaction contre la chimie et la mécanique, contre les *en-*
» *tités imaginaires*, contre l'*hypothèse*, enfin *en faveur de*
» *l'expérience. On veut deviner la nature et lui dicter des*

[1] Dezeimeris, *Dictionnaire de médecine en 30 volumes*, T. III, pp. 165, 172, 173 ; art. *Animisme*. 1833.
[2] Dezeimeris, art. cité, p. 215.

» *lois*, au lieu de lui arracher son secret. Stahl en appelle
» sans cesse *à l'observation ; il gémit de voir méconnue la*
» *grandeur de la nature*. Ce qui est lui apparaît bien au-
» dessus de ce que l'homme rêve. *La vie, c'est pour lui le*
» *point capital. Il s'efforce de la mettre en lumière*, de la
» distinguer de tout le reste, *en renversant les utopies*
» *mesquines de ses contemporains. Il n'y a plus de méde-*
» *cins, il n'y a que des mécaniciens ou des chimistes ;*
» *tandis que la médecine c'est la science de la vie, qui ne*
» *s'élabore pas dans le creuset du chimiste*. Ce qu'il défend,
» ce n'est pas *sa pensée, c'est la nature incomprise, c'est*
» *la vie, qu'osent nier ceux qui sont chargés de l'entretenir.*
» De là, sa colère, qui est légitime ; *c'est celle du génie*
» *défendant une grande et incontestable vérité.*
» Jusqu'ici, dans la doctrine de Stahl, où est l'hypothèse,
» où est l'erreur, où est l'animisme ? Il n'est encore question
» que de la vie, des faits, de la nature ; l'animisme ne
» viendra que plus tard, au dernier moment. On ne pourra
» donc pas dire que *sa doctrine n'est que l'animisme ; sa*
» *méthode, l'hypothèse ; son mérite, celui d'avoir donné*
» *plus de simplicité et de consistance à une opinion presque*
» *aussi ancienne que le monde*. L'âme apparaît, enfin,
» l'hypothèse succède à l'observation, le vitalisme se
» conclut par l'animisme au moment où il se demande
» quelle est la cause de la vie [1]. Cette cause, qui agit si
» raisonnablement, ne doit-elle pas être raisonnable ?
» Stahl fait alors le dernier pas, etc...... »
    Il y aurait beaucoup à ajouter aux aperçus, encore bien
vagues, présentés dans tout ce qui précède, pour faire

---

[1] Nous examinerons plus tard le rôle de l'Animisme, du Mono-psychisme
dans la doctrine de Stahl. On fait encore beaucoup de bruit de ce que les
uns nomment son hypothèse, en l'attaquant vivement ; de ce que les autres
défendent avec tant d'ardeur. Nous verrons alors si l'on en a bien apprécié
la portée ; si l'on diffère autant qu'on le croit ; si l'on n'obscurcit pas une
question simple par elle-même ; si l'on ne discute pas faute de s'entendre.

connaître même superficiellement et seulement dans son ensemble, la méthode stahlienne et l'esprit général de sa doctrine. Dans les citations que nous avons rapportées, nous avons laissé tout exprès dans l'ombre les objections, les reproches adressés au Stahlianisme, sans excepter ceux que nous regardons comme les plus légitimes : nous accepterons ces derniers sans hésiter; nous y ajouterons quand il le faudra, car nous voulons donner une appréciation sérieuse, consciencieusement approfondie, et non une apologie flatteuse ou mensongère. Notre admiration pour Stahl est grande et solide, parce qu'elle a été longuement réfléchie, et qu'après Hippocrate, c'est l'un des quatre ou cinq grands médecins que nous avons le plus étudié dans toutes ses œuvres, et toujours dans ses textes. Notre culte pour lui n'est pas exclusif; ce n'est point une adoration, un fétichisme. Pour mesurer un homme de génie, il ne faut pas rester à genoux. Mais des esprits de cette trempe, grands encore dans leurs chutes, mêlant de grandes variétés à leurs plus manifestes erreurs, ne doivent être attaqués qu'avec circonspection, et condamnés dans leurs parties défectueuses qu'à la suite d'un mûr examen. Après cette profession de foi, rentrons dans notre sujet.

De ce qui a été dit jusqu'ici, nous pouvons tirer les conclusions suivantes :

1° Stahl est un génie si élevé que nul peut-être ne lui dispute la première place après Hippocrate, ou que tout au plus, parmi les modernes, trois ou quatre autres peuvent aspirer à la partager avec lui.

2° L'Animisme n'est pas le fond, mais le couronnement de sa doctrine, qui, dans ce qu'elle a de capital, au point de vue de la médecine, est le Vitalisme Hippocratique progressif.

3° Sa grandeur tient à la perfection de sa méthode; à la persévérance, à la vigueur avec laquelle il a su l'appliquer

partout ; à la beauté , à l'harmonie , à la solidité du vaste
édifice qu'il a construit ; aux lois anthropologiques qu'il a
découvertes, étendues ou confirmées.

Personne , si ce n'est le Vieillard de Cos , n'a été plus
neuf, n'a fait plus et mieux que lui ; nul n'a renversé plus
d'erreurs fondamentales soutenues par les plus beaux noms ;
nul n'a proclamé , imposé plus de vérités du premier ordre
sur lesquelles nous vivons encore aujourd'hui. Devançant son
siècle de plusieurs siècles , il mérite d'être encore un de nos
premiers maîtres , un de nos guides les plus sûrs ; il peut
dissiper bien des ténèbres et des préjugés que nous acceptons
sur parole , et répandre parmi nous de nouvelles et splen-
dides clartés. Quand on remonte à ses textes fondamentaux
oubliés , défigurés par des traducteurs plus qu'infidèles , ou
par des commentateurs qui faussent souvent sa pensée par
ignorance, par légèreté, par prévention , par rivalité, pour
s'élever en l'abaissant, déguiser des emprunts dont on a conscience, se parer de ses dépouilles dont ils se sont revêtus,
et le mettre sous les pieds pour s'en faire un piédestal , on
le voit apparaître dans un jour tout nouveau et bien plus
éclatant. On conçoit la grandeur même de *son animisme à*
lui, si injurieusement traité par ceux qui n'en ont compris
ni la nature ni la valeur, et l'on sent la vérité de ces paroles
de Cabanis qui résument la pensée de ceux qui , tels que
Bordeu, Grimaud, Roussel, etc. , se sont trouvés assez grands
pour être justes : « Stahl était un de ces génies extraordi-
» naires que la nature semble destiner de temps en temps au
» renouvellement des sciences. »

Personne , peut-être , n'a mieux jugé Stahl que Stahl lui-
même : s'il a, vis-à-vis de ses adversaires, le juste orgueil
qui naît de sa force et de cette supériorité dont il a conscience,
il a aussi la modestie du génie quand il est en face des
difficultés qu'il ne peut vaincre, soit parce qu'elles sont
inhérentes à la médecine même, soit parce que la science

de son époque ne lui permet pas de les résoudre. Nul peut-
être ne montre avec plus de soin les parties faibles de
sa doctrine et les objections solides qu'on peut lui faire.
Quand il a éprouvé des embarras manifestes, quand il lui est
resté des doutes insolubles, il revient, dans quelque passage
de ses œuvres, sur ses affirmations même les plus absolues,
et les modifie. Ce ne sont point des contradictions, mais des
rectifications qui rappellent les rétractations de S. Augustin.
C'est le cri de l'homme d'honneur qui compte avec lui-même,
afin de ne pas trahir la vérité. Nous signalerons avec soin
ces aveux précieux, sur lesquels ou ne s'est presque jamais
arrêté. Nous allons citer deux ou trois points de sa dissertation inaugurale qui le peindront tout entier.

Dans sa thèse *De intestinis*, 1° il admet l'action de la
chaleur ; mais quelle est sa nature ? Il la laisse indéterminée ;
il reconnaît seulement son caractère spécial : ce n'est pas
simplement la chaleur des fourneaux.

2° Il y a un ferment dans le tube digestif, et la fermentation est un des éléments de la digestion : quel est ce
ferment ? Est-ce le suc salivaire, pancréatique, biliaire,
l'acide stomacal ? Quelle est cette fermentation ? L'expérience n'avait pas alors suffisamment prononcé ; elle ne
l'a pas encore fait entièrement aujourd'hui. Pour Stahl,
qui sait tout ce qu'on a dit à ce sujet, il reste des doutes :
il les expose et attend. Profond chimiste, il voit bien
qu'il y a là plus que de la chimie ordinaire, il y a pour lui
comme pour nous un *quid ignotum*, la *chimie vivante*
de Bordeu, et il ne craint pas d'avouer qu'il poursuit encore
une solution. Quand on peut connaître ce que l'on ignore,
on s'endort dans une douce et profonde quiétude, et l'on a
peu de chance de trouver ce que l'on ne croit pas même
avoir à chercher. Comparez avec cette dissertation de Stahl
celle qu'Hoffmann soutint pour le doctorat à Iéna, en 1679,
sous le titre *De menstruo ventriculi*, vous verrez aisément

3

la différence qui les sépare : celle-ci révèle un grand talent, celle de Stahl un grand génie.

3° Quel est le siége de la colique ? Dans quelle membrane, dans quel tissu se trouve-t-elle ? C'est *surtout probablement* dans la membrane musculeuse. Les nerfs seuls sont-ils le siége de la sensibilité ? Tous en sont-ils doués au même degré ? Il faut attendre de nouvelles observations, de nouvelles expériences.

4° Ce principe animateur qui dirige si merveilleusement, si harmoniquement les actes vitaux, quel est-il ? Est-ce un *esprit infus*, une *faculté expultrice*, un *archée*, un agent bien connu, bien déterminé ? Je ne sais ; mais est-ce bien un *esprit vital*, une *faculté occulte*, cet *archée* ardent, irascible, passionné de Van-Helmont ? Pourquoi ne pas le nommer simplement *principe présidant des actes vitaux*, énonçant le fait, sans engager l'avenir à rien, en attendant qu'on puisse constater expérimentalement les lois biologiques ?

Voilà ce que fait Stahl à vingt-quatre ans, en face de ces théories médicales, si contradictoires et pourtant si affirmatives, avec lesquelles on expliquait tout au moyen d'une mécanique grossière, d'une chimie à peine naissante et qui est jeune encore aujourd'hui malgré ses immenses progrès, des esprits animaux, vitaux, naturels, et enfin de ces archées multipliés, sortes de contrefaçons de l'âme pensante qui venaient remplir les vides, opérer ce que les agents physiques et chimiques ou les esprits ne faisaient pas, et peuplaient les organismes vivants d'êtres mythologiques assez semblables à ces divinités dont l'antiquité avait rempli le monde, rendant ainsi impossible tout progrès expérimental et réel dans les sciences physiques.

Notre jeune médecin a des doutes légitimes sur toutes ces théories mensongères ; il sonde l'édifice médical, rencontre partout des vides que l'expérience doit remplir, des murs qui s'écroulent quand on les frappe, des fondements qui chancellent et que l'observation doit affermir. Un seul fait capital subsiste, c'est, au point de vue médical, l'*aliquid inconcussum* que cherchait Descartes; avec lui l'ordre renaîtra dans le chaos, et il reconstruira, en lui donnant un caractère moderne, la vraie médecine hippocratique menacée de toutes parts. Ce fait, c'est le *consensus unus* : il a une cause réelle, incontestable, clef de voûte de l'anthropologie médicale, comme l'attraction newtonienne est celle de la physique céleste. Cette cause n'est point une *entité chimérique, imaginative,* comme dit Stahl, pénétré du vrai génie antique et de celui de la haute scholastique si méconnue, si dédaignée alors, comme elle l'était il y a vingt ans ; ce n'est point une *abstraction arbitraire* ou *métaphorique* et *poétique* comme les *archées* de Van-Helmont et de W. Védel, c'est une *abstraction réelle,* extraite des faits seuls qu'elle représente exactement, ainsi que le dit l'illustre physicien Biot : c'est le τὸ ἐνορμον d'Hippocrate, le τὸ ὸν ἁπλῶς de Platon, les οὐσίαι οὐσαί, ἐντελεχείαι, *entéléchies* d'Aristote, la *forme substantielle* des grands scholastiques, sifflée par le cartésien Régius, et imparfaitement remplacée par la *force* des modernes, suivant la remarque profonde de Leibnitz, qui a voulu lui restituer son rôle et sa place légitimes, et que Maine de Biran n'a pas entièrement retrouvée.

Or, ce que tous ces grands esprits ont vu avec le coup-d'œil du génie, ce que peu d'entre nous voient encore, Stahl seul, parmi les médecins de son temps, a su le voir en entier, et il l'a vu, senti, appliqué plus nettement, plus largement, de bien plus haut que Bacon, Leibnitz, Newton : il l'a fait pour un art bien plus difficile que les sciences physiques, et s'est soutenu jusqu'à la fin à la même hauteur ; tandis que les hommes illustres que nous venons de nommer ont fait des chutes qu'il a évitées et que nous pourrions signaler [1]. Bacon nous en offre à chaque pas, oscillant cent fois entre l'erreur et la vérité; Newton fait de l'espace le *sensorium*, *l'entendement de Dieu*; Descartes ne voit que l'*étendue dans la matière* et que *Dieu moteur direct de l'univers*, enlevant toute efficacité aux causes secondes, et réduisant l'âme humaine à la pensée; Leibnitz aboutit à ses *monades*, pures abstractions, miroirs de l'univers, sans étendue, et les fait mouvoir par son *harmonie préétablie*; le monde n'est pour lui qu'un *automate spirituel* et qu'un *mécanisme* dont Dieu est le principal ressort; Malebranche *absorbe l'univers dans l'être suprême*, etc. C'est un chaos cosmogonique et philosophique où tout se heurte, où l'harmonie se perd et dont nous ne sommes pas bien sortis.

Un chaos identique, fondé sur la même méthode, sur les mêmes principes, existait en médecine au temps de Stahl, et ne s'est point dissipé nettement aujourd'hui. Lisez attentivement Stahl et Barthez, vous n'y trouverez rien de pareil; avec eux, l'ordre reparaît dans le monde cosmogonique, philosophique et médical; avec eux, tout y est harmonique, tout y est soumis à des lois que l'expérience établit, que la raison accepte, que l'observation de chaque jour consolide et agrandit. C'est que ces deux médecins éminents ont une méthode rigoureuse, une *logique sévère*, comme dit Dezeimeris, qui ne les abandonne jamais et que nous ne comprenons pas assez; c'est que, *génies de conception* et non pas *d'imagination*, ils ont le véritable génie scienti-

[1] Nous ne plaçons point Stahl au-dessus de ces célèbres auteurs, ce serait une profonde injustice : classer par rang de taille, et en les soumettant au niveau, des génies de cette trempe, serait une entreprise aussi difficile que téméraire. Chacun a eu quelque chose de spécial dans son génie, dans la science qu'il a agrandie et dans la voie qu'il a parcourue. Que l'Angleterre place Bacon à la tête des philosophes, Newton au-dessus de tous les physiciens, Shakespeare et Milton bien plus haut qu'Homère et Sophocle, que Le Tasse et Corneille, on le conçoit, mais on ne souscrit point à cet arrêt.

fique, celui de la *réalité*, de l'immuable *vérité* [1]. C'est le génie d'Hippocrate, de Platon, d'Aristote, épuré, rectifié par la lecture assidue des deux plus grands philosophes chrétiens, S. Augustin et S. Thomas, les véritables maîtres du XVIIe siècle, qui ont souvent inspiré Leibnitz et Descartes, mais que Bossuet seul nous a conservés tout entiers.

Voilà pourquoi Hippocrate, Platon, Aristote ont survécu à tous leurs détracteurs; voilà pourquoi S. Augustin et S. Thomas sont toujours les grands maîtres de la théologie scientifique ; voilà pourquoi Stahl et Barthez ont formé de *véritables écoles qui se soutiennent, restent unitaires, harmoniques, et marchent toujours en avant d'un pas ferme et sûr au milieu de ces systèmes, plus brillants que solides, élevés un jour par les caprices de la mode et renversés par ses caprices du lendemain.* Ces écoles acceptent le *progrès réel, expérimental, lentement et sagement progressif,* et agrandissent, sans les renverser, leurs dogmes fondamentaux, reposant, non sur des observations très-limitées et de complaisantes statistiques faites pendant vingt ans par quelques médecins de Paris ou de Berlin, mais sur des observations constantes et patientes embrassant tous les pays et tous les siècles. Ces écoles ont pour chefs des génies législateurs et pour guides des codes sérieux, de *véritables établissements,* si souvent réclamés par Leibnitz, où sont

---

[1] Voyez, à ce sujet, les importantes remarques de M. de Bonald : *Recherches sur les lois naturelles,* pp. 17 et 19, 1800.

Après avoir attaqué l'erreur de ceux qui condamnent les vrais métaphysiciens et la vraie métaphysique si chère à Leibnitz, Descartes, etc., et à tous les génies législateurs dans toutes les sciences, il ajoute : « Ce » qui effraie avec raison les bons esprits, c'est la fausse métaphysique mère » de tant d'erreurs, confondue si souvent avec la *métaphysique bien enten-* » *due,* qui n'est que la *science des causes* et la *connaissance des lois de leurs* » *actions.* Or, ce sont les *hommes à conception qui ont éclairé le monde;* » ce sont les *hommes à imagination qui l'égarent et le troublent.* » Stahl *concevait la nature;* ceux de ses contemporains qu'il attaque s'amusaient à *l'imaginer.* M. de Bonald, dans ses divers écrits, a plusieurs fois reconnu la supériorité de Stahl.

inscrites les traditions humanitaires que les temps ont
toujours conservées [1] : « *Quæ in naturâ fundata sunt*
» *crescunt et augentur ; quæ verò in opinione, nec augentur*
» *nec crescunt.* » (Bacon.)

Des lecteurs très-réfléchis et très-scrupuleux diront peut-
être qu'il leur reste un doute ; que les autorités citées plus
haut, quelque imposantes qu'elles soient, ne leur ont point
laissé des convictions complètes ; que, moins que tout autre,
nous avons le droit d'exalter le génie original ou tout au
moins puissamment restaurateur de Stahl, et que Sprengel
peut avoir raison quand il regarde le candidat d'Iéna comme
un copiste. Cette objection, si grave en apparence, si spé-
cieuse, si souvent reproduite, contre laquelle Stahl a si
vivement réclamé et qui a toujours eu tant de crédit, a
cependant peu de valeur quand on fouille l'histoire et qu'on
prend la peine de réfléchir.

Pour la présenter nous-même dans toute sa force, nous
avons eu soin d'insister sur ce fait, que le Naturisme Hippocratique régnait encore à Iéna en 1684 ; qu'il était proclamé,
défendu par Faschius et par W. Wédel, le maître le plus
célèbre de Stahl. Il semble donc manifeste qui celui-ci n'a
pu l'inventer, puisqu'on le lui enseignait, et que, dans tous
les cas, il l'aurait tout au moins emprunté à Hippocrate.
Pourtant, rien ne serait moins exact que cette opinion, en
apparence si évidente.

W. Wédel enseignait, en effet, le Naturisme Hippocratique ; mais c'était le *Naturisme seul,* séparé de la
méthode qui y conduit, le démontre, le vivifie, le féconde :
c'était l'arbre sans ses racines, vivant d'une vie éphémère et
ne portant presque plus de fruits. Aussi, sous le souffle
puissant du Mécanicisme et du Chimisme, cet arbre, ébranlé
et presque stérile, se penchait de plus en plus vers le sol,

[1] *Voy.* le professeur Lordat : *Perpétuité de la médecine,* ouvrage capital
qu'on doit lire et méditer.

et le moment était venu où sa chute inévitable allait se
consommer. Stahl lui rendit ses racines; il y en ajouta de
plus nombreuses, de plus larges, de plus profondes; il lui
donna pour soutien, en les lui soumettant, ces sciences physiques et chimiques qui aspiraient à le renverser. Alors une
sève jeune et vigoureuse circula dans toutes ses parties, et
il reprit une fécondité qui était inconnue jusque-là : l'Hippocratisme antique, remanié par ce génie puissant, grandit,
se transforma et devint l'Hippocratisme moderne. L'école de
Sauvages, celle de Bordeu et de Barthez, achevèrent
l'œuvre commencée avant Stahl à Montpellier [1].

Non - seulement W. Wédel enseignait l'Hippocratisme
sans sa méthode, sans ses racines, mais il suivait une
méthode très-imparfaite, vicieuse, entachée d'hypothèses
dont elle ne pouvait se dégager; de plus son naturisme
était profondément altéré. L'unité hippocratique se perdait
au milieu de ces esprits nerveux, de ces archées sans
nombre siégeant dans les divers organes avec leurs passions et leurs caprices. Où retrouver une direction intelli-
gente avec ces archées toujours en colère, toujours prêts,
sous le moindre prétexte, à se déclarer la guerre et à s'agrandir aux dépens de leurs voisins? Comment fonder une harmonie au milieu de tous ces petits princes respectant assez
peu leur souverain (le grand archée) trônant dans l'estomac
au *pylorus rector*, et assez embarrassé de sa puissance
duumvirale, qui ne ressemblait guère à une unité? C'était
l'Olympe antique où Apollon n'écoutait pas toujours Jupiter
fort heureux d'avoir son tonnerre pour foudroyer les
Titans. A toute cette mythologie médicale, Stahl substitue

[1] Nous montrerons plus tard que la rénovation stahlienne s'accomplissait
à Montpellier avant Stahl, et qu'elle était déjà faite avant que le professeur
de Halle n'y eût mis la dernière main. Nous comparerons avec soin les dates
pour nous rendre compte de l'influence réciproque du Stahlianisme et des
formes diverses revêtues par le Vitalisme dans notre faculté; nous étudierons
en même temps l'Hippocratisme de l'école de Paris.

un principe *animateur vraiment unitaire,* qui préside à tous
les actes vitaux *(anima præses actionum);* qui communique
avec tout son corps par la sensibilité ; qui le gouverne en
mettant en activité les forces inhérentes à ce corps lui-
même , supérieures aux forces mécaniques et chimiques et
s'unissant à elles pour les besoins et les fonctions du système vivant.

Il retrouve donc le pur Hippocratisme dans son entier,
avec sa méthode : c'est l'arbre antique avec son tronc,
ses rameaux et ses fruits : Stahl est *rénovateur.* Puis, il
donne à cette doctrine une vie nouvelle , un caractère
moderne , il l'enrichit de toutes les conquêtes des siècles
écoulés , et y en ajoute un grand nombre d'autres qui sont à
lui (car il est, avec Bécher, le principal fondateur de la
chimie philosophique); en médecine aussi , il est *créateur.*
Enfin, il prépare les vastes progrès accomplis depuis ses
écrits ; il a donc fécondé l'avenir comme il avait restauré le
présent, comme il avait retrouvé, consolidé , agrandi le
passé tout entier.

Stahl a donc fondé une doctrine ; c'est un génie créateur ,
ce n'est point un servile copiste.

Sprengel s'étonne qu'il ait trouvé , soutenu , développé
sa doctrine à vingt-quatre ans, dans une thèse de doctorat :
c'est comme s'il était surpris qu'un Stahl, pour avoir du
génie , n'eût pas attendu d'être docteur et mûri par l'âge
et par une longue expérience. Les esprits très-supérieurs
ne vieillissent pas dans une longue enfance ; ils sont de
grands maîtres dès le début.

Stahl, si réservé, si savamment prudent à vingt-quatre
ans, quand il s'enferme dans le Vitalisme expérimental,
devient-il téméraire plus tard, quand il a plus de savoir,
plus d'expérience ; lorsque sa pensée s'est agrandie par une
longue et haute pratique, et par un enseignement qui
pendant vingt ans a fixé l'attention de nombreux élèves

devenus célèbres à leur tour ; lorsque des luttes avec les médecins et les philosophes les plus illustres lui ont donné le sentiment le plus complet de sa force ; lorsqu'enfin il a conquis l'un des premiers rangs parmi les hommes les plus éminents de cette époque qu'on a nommée le grand siècle ? Viendra-t-il, par une dangereuse audace, altérer son œuvre en y ajoutant l'Animisme pour couronnement ? Le fait-il avec réflexion, ou est-il ébloui par sa gloire ? Nous pèserons bientôt ses motifs : c'est lui-même qui nous les donnera.

ARGUMENT

SUR LA PHILOSOPHIE D'HIPPOCRATE.

Le grand Sénèque, dont presque toutes les pensées sont remarquables, a prononcé cette mémorable sentence que l'on pourrait prendre pour un oracle : « La philosophie est une chose si sainte, » que ceux même qui ne peuvent l'embrasser dans sa réalité, se » plaisent, par un mensonge, à en revêtir le masque. » Beaucoup d'hommes n'osent pas mépriser la philosophie ; ils en conçoivent même si bien la grandeur, que, n'ayant pas la force de la comprendre dans sa vérité sublime, ils s'emparent de son nom, se saisissent de son trompeur fantôme et se proclament philosophes en prenant un titre qui ne leur appartient pas. La philosophie est une chose sainte ; elle habite un sanctuaire où la foule profane ne saurait pénétrer. Le philosophe romain nous montre, par son exemple, combien sont solides et profondes les pensées de ceux qui ont un commerce habituel avec la vérité.

En lisant ces mots de Sénèque, le médecin érudit ne peut s'empêcher de songer à cette magnifique parole d'Hippocrate : *Le médecin philosophe devient semblable à la divinité :* ἰητρὸς γὰρ φιλοσοφος ἰσόθεος. C'est là que l'auteur latin a puisé son inspiration.

Tâchons de bien comprendre le sens de ce beau passage du Vieillard de Cos, qu'on peut lire dans son opuscule sur les qualités et les devoirs du médecin. La pensée qui s'y trouve exprimée serait fausse, ou du moins contiendrait une erreur, si l'on acceptait l'interprétation peu exacte des commentateurs ; ils n'ont pas compris l'idée que l'école hippocratique attachait ici aux mots : *immortalité, philosophie, similitude avec la divinité, rapprochement de Dieu, isothéité, apothéose.*

1o Le très-savant Scaliger a bien vu qu'il y a deux espèces d'immortalité : l'une passagère, purement humaine, que les hommes

nous donnent, et qui n'est qu'un fantôme, un simulacre de notre
véritable immortalité ; l'autre, qui vient de plus haut, qui nous conduit réellement à Dieu, nous fait vivre éternellement avec lui : mais
celle-ci, dont Scaliger sentait tout le prix, n'est point réservée à
cette existence éphémère que nous avons ici-bas. L'immortalité ter-
restre, purement humaine, a pourtant une certaine grandeur, que
le médecin philosophe français nous dépeint par ces mots : « Heureux
» celui qui vit encore quand il est parvenu au faîte de sa gloire ! Heu-
» reux celui qui mérite de recevoir, vivant, les honneurs qu'on
» n'accorde guère qu'aux morts ! Mais le plus souvent on ne dépose
» que sur la tombe des grands hommes la couronne immortelle dont
» on refuse de parer leur front, etc [1]. »

Hippocrate, fidèle aux traditions du paganisme, ne parle ici que de
cette immortalité humaine ; c'est à elle que le *médecin-philosophe*,
plus que tout autre, peut aspirer ; c'est elle qu'il doit poursuivre,
c'est elle qu'il peut atteindre et posséder.

Cette haute vérité, le Vieillard de Cos avait le droit de la
proclamer sans témérité, sans orgueil. Il pouvait montrer ce noble
but à ses élèves, à ses successeurs ; il aurait pu se donner pour
exemple, car il avait marché vers lui pendant sa vie tout entière,
et il y était arrivé : Athènes lui éleva des autels ; on le nomme
encore aujourd'hui le *divin vieillard ;* l'antiquité reconnaissante
en fit un *homme-Dieu,* au point de vue du paganisme.

Comment le *médecin-philosophe* peut-il obtenir *cette apothéose
mortelle,* la seule que les hommes puissent donner ? En suivant
la voie tracée par Hippocrate ; en étant véritablement *médecin-
philosophe ;* en passant de la véritable médecine à la véritable
philosophie ; en devenant *l'interprète et le ministre de la nature.*

Parmi les arts, parmi les sciences il n'en est point qui conduise
à la philosophie vraie, plus directement, plus sûrement, plus haut

---

[1] C'est Stahl qui, dans ses écrits, rend un juste hommage à ces Scaliger
qui furent une des gloires de notre France, de notre science médicale, et
que nous ne connaissons plus. Le plus grand de tous (Jules-César), savant
universel, philologue, critique, poète, naturaliste, philosophe, médecin,
naquit en Italie au XVe siècle, et exerça la médecine avec succès dans le
midi de la France. Son fils (Joseph-Juste) naquit à Agen au XVIe siècle ;
appelé à Leyde à 53 ans comme professeur, il y enseigna pendant seize ans,
et y mourut en 1609.

que la médecine. On peut être un bon médecin sans être un grand philosophe , et l'immense majorité s'arrête là ; mais on ne devient un grand médecin , un *médecin-législateur,* qu'à ce prix. Alors le médecin couronne son œuvre , il représente le génie médical , il contemple dans toute sa hauteur la médecine et la nature entière ; il n'est plus simplement médecin , il est *médecin-philosophe :* la médecine l'a conduit à la philosophie , la philosophie l'a placé au-dessus de la médecine et a fait de lui un *homme divin;* il est devenu ἰσόθεος , *Deo similis.*

2º Quelle est cette philosophie qui élève si haut le médecin? C'est celle qui développe l'intelligence et surtout celle qui nourrit le cœur ; c'est la philosophie scientifique ; c'est, au-dessus d'elle, la philoso-phie morale et religieuse. Les traités philosophiques d'Hippocrate ne laissent aucun doute dans l'esprit de ceux qui savent les méditer. La philosophie scientifique a deux degrés : l'un fait le praticien vulgaire ; l'autre, le clinicien profond , qui guérit mieux que le premier, qui sait et qui explique à tous pourquoi et comment il guérit ; qui, du haut de sa chaire professorale , rend compte de ses succès, et justifie par son exemple les préceptes qu'il expose dans une théorie véritablement savante, appuyée sur la droite raison, sur la philosophie positive et réelle, sur l'observation de la nature. Quant à la philosophie morale, il n'y en a qu'une : c'est celle qui doit soumettre tout homme d'hon-neur à sa loi. Plus que toute autre science, plus que tout autre art , la médecine la prescrit impérieusement dans toute son intolérable rigueur ; c'est un sacerdoce, dans toute l'inflexible étendue de ce mot si grand; c'est, après le ministère divin , une *scientia sacra.* Aussi les élèves de Cos prêtaient-ils un serment sérieux et magni-fique : l'histoire a eu le soin de le conserver. Hippocrate indique à la fois les vices dont le médecin ne doit point se souiller, les défauts même qu'il doit éviter (*privativè, remotivè*) et les qualités qui lui sont nécessaires (*positivè*) [1].

---

[1] Ceux qui n'ont point l'habitude de la langue scholastique, si riche, si précise, si calomniée parce qu'elle est peu connue, ne comprendraient pas Stahl sans des commentaires et une traduction en style moderne, et se feraient une fausse idée des mots *privativè, remotivè, positivè.* Pour définir un objet, un être, Dieu, par exemple, il faut une définition *rémotive* et *privative,* in-diquant ce qu'il n'est pas, ce qu'il ne saurait être, et une définition *positive* montrant ce qu'il est. Ainsi, Dieu n'est pas un corps, il n'est pas fini, il n'est

Les modernes s'écartent de la route tracée par Hippocrate, soit dans ses deux degrés de la philosophie de l'esprit, soit dans la philosophie du cœur, et cependant nous avons franchi l'abime qui sépare le monde antique du monde chrétien.

Reprenons donc la voie hippocratique, et allons bien plus haut que lui; car depuis vingt siècles l'humanité a marché, éclairée par une lumière véritablement divine que l'antiquité ne connaissait pas.

pas muable, il n'est pas le monde ni la nature, etc.; mais il est esprit pur, il est infiniment bon, infiniment adorable, infiniment puissant, créateur absolu de l'univers. C'est dans ce sens que Descartes, suivant pas à pas S. Thomas, dont il lisait beaucoup les écrits d'après son historien Baillet (*Vie de Descartes*, 2 vol. in-4°), dit, pour s'élever aux perfections de Dieu : « Je suis un être imparfait, fini, faible, etc.; il doit donc y avoir au-dessus » de moi un être *infini* (non fini), immuable (non changeant), etc., parfai- » tement bon, juste, etc. » Hippocrate, comme le fait remarquer Stahl, emploie la définition privative pour son médecin, quand il déclare qu'il ne doit être ni affecté, ni bavard, ni intéressé, ni avare, etc., et la définition positive quand il place parmi ses devoirs la douceur, la prudence, la fermeté, l'amour profond de ses semblables, le culte de la divinité, etc.

RÉFLEXIONS

sur le *PROPEMPTICUM* DE STAHL : *DE PHILOSOPHIA HIPPOCRATIS.*

---

1. En examinant de près les œuvres de Stahl, on y distingue trois éléments principaux, qui se retrouvent chez tous les grands écrivains, et spécialement dans la précieuse collection de Cos, si homogène dans sa méthode, qui en constitue le fond, quoique si diverse en apparence dans ses formes variées, qui représentent les directions différentes qu'elle a suivies pour embrasser la médecine en entier, considérée dans son domaine propre et dans ses rapports nombreux avec toutes les questions humanitaires fondamentales. Bien qu'elle ne nous soit parvenue que mutilée, tronquée, défigurée, altérée dans tous les sens, on peut encore, en rapprochant ces magnifiques débris, en méditant sur ces fécondes ruines, retrouver le plan de l'édifice, en reconstruire quelques parties, s'assurer de sa solidité, dont le temps et la barbarie n'ont pu entièrement triompher, de son étendue que nous n'avons pas encore mesurée, de son harmonie, de sa grandeur, de sa majesté, qui nous imposent même aujourd'hui l'admiration et le respect.

Les trois principaux éléments du Stahlianisme sont : *l'élément critique*, *l'élément dogmatique* et *l'élément justificatif.*

1° *L'élément critique* est double : *A.* tantôt sa forme est *agressive;* elle met à nu, attaque, renverse les erreurs, les lacunes, les assertions douteuses ou hypothétiques de ses devanciers; l'auteur se montre plus ou moins vif, incisif, et mordant selon les circonstances et les adversaires ;

B. tantôt la forme est *approbative;* Stahl alors dégage, place en lumière, confirme, étend et poursuit, dans leur développement successif, les vérités proclamées par ses prédécesseurs et ses contemporains.

2° L'*élément dogmatique* permet à notre illustre médecin d'établir sa propre doctrine largement éclectique, et néanmoins fortement empreinte de cette originalité si haute et si profonde, qui fait vigoureusement ressortir la personnalité puissante de cet esprit si énergiquement trempé.

3° L'*élément justificatif* se rencontre partout, mais plus particulièrement dans quelques écrits spéciaux où il domine. Le professeur de Halle y a recours pour expliquer ses doctrines, pour en montrer l'esprit, pour en indiquer le caractère et les points fondamentaux, pour les défendre; il n'en dissimule point les côtés faibles; il fait connaître ses doutes, ses incertitudes, les embarras qu'il a éprouvés, les difficultés qu'il a rencontrées, celles qu'il n'est point parvenu à vaincre, les objections solides qu'on peut lui opposer, les *desiderata* de son système et de la science même; il met à découvert, avec une grande franchise, les erreurs qu'il a pu commettre, les vides qu'il n'a pu remplir, remonte jusqu'à leur origine, et trace la route qu'il faut suivre pour le redresser ou aller plus loin que lui.

Dans toutes ses œuvres, Stahl révèle d'une manière évidente les qualités supérieures de son intelligence ; de cet esprit aussi vaste, aussi élevé, aussi rigoureux dans les synthèses les plus unitaires, les plus hautes, les plus difficiles et par suite les plus périlleuses, que minutieux, scrupuleux, patient et plein de sagacité dans l'analyse des moindres détails; aussi audacieux que circonspect; aussi strictement juste et difficile envers lui-même qu'envers les autres. On s'aperçoit aisément que ses qualités ont été fort heureusement développées par une culture longue, patiente, admirablement dirigée par une méthode complète, semblable à celle d'Hippocrate, qui allie tout à la fois les procédés *traditionnels et historiques, expérimentaux et rationnels.* Stahl est un homme taillé à l'antique ; il représente le génie mâle, ferme, sérieux de ce XVIIᵉ siècle, aussi aventureux que circonspect ; aussi sceptique et scrutateur relativement à la science humaine, qu'inébranlablement convaincu des vérités du christianisme : il a le cachet de cette époque, uni à l'empreinte mystique, à l'allure lourde et un peu ténébreuse de cette savante Allemagne, qui garde encore aujourd'hui une partie de ce type spécial dont l'étude nous occupera plus tard. Comme plusieurs de ses contemporains, qui n'ont point été suffisamment polis ou modifiés par le frottement, par des rapports multipliés avec des contrées moins primitives que la Germanie, il est, dans son style aussi bien que dans ses formes, hérissé, rude, rocailleux, souvent inflexible, absolu, et adoucit rarement son énergique franchise par ces modes moelleux, académiques, qui donnent du charme et une force plus grande à la pensée, préparent les convictions, entraînent ceux auxquels on s'adresse, et se montrent au plus haut degré dans les écrits de ces esprits d'élite, aussi brillants que solides, qui, sous Louis XIV, firent la conquête du monde dans le domaine de l'intelligence et des faits, opérèrent une révolution radicale dans toutes les branches des connaissances humaines, devinrent le point de départ d'une civilisation nouvelle, et furent la source de toutes les transformations heureuses qui se sont accomplies jusqu'à nous, de toutes celles que nous attendons encore. Notre France, pays essentiellement chrétien, promoteur, gardien, directeur, et, comme on l'a dit, grand-prêtre de toute civilisation véritable, en fut le principal instrument ; la médecine y eut une large part. Ces raisons, et des motifs spéciaux dont nous présenterons le développement, expliquent l'incontestable supériorité des doctrines de Montpellier, qui se rapprochent de celles de Stahl et viennent s'y unir, tout en se séparant d'elles dans des points d'une haute importance ; de sorte que l'on ne peut dire , comme on le fait à chaque instant, sans commettre une grande erreur, que Stahl est le fondateur de nos théories médicales. Paris a le droit de se plaindre de la même injustice , qu'on ne lui a point ménagée [1].

Quoi qu'il en soit , et en faisant nos réserves pour traiter plus amplement cette délicate question, nous devons, tout en signalant dans les écrits de Stahl les incontestables défauts indiqués ci-dessus, reconnaître en lui un médecin philosophe et chrétien , jeté dans le même moule que Descartes et Bossuet.

II. L'opuscule de Stahl : *De philosophiâ Hippocratis* ,

[1] « L'école organiciste et l'école vitaliste, de quelque côté qu'elles » inclinent et qu'elles divergent , *n'en remontent pas moins jusqu'à Stahl :* » *il est directement le père et le fondateur de l'école de Montpellier ; le Vita-* » *lisme n'est que l'Animisme de Stahl, dégagé de ses grossières erreurs. Si* » *l'école des organiciens lui doit un peu moins, elle lui doit encore beaucoup,* » beaucoup plus surtout qu'elle ne reconnaît lui devoir..... Si Stahl, à son » tour, a élevé sur des ruines un système ruineux, *en attribuant la vie à l'âme* » *raisonnable,* c'est qu'il n'est pas donné à un seul homme de tout faire et » d'achever toujours ce qu'il commence , pas plus *à Stahl qu'à Descartes,* etc. » (Lemoine , *Stahl et l'Animisme,* 1858 , p. 21.)

M. Lemoine est un philosophe distingué, un penseur, un brillant écrivain ; mais connaît-il assez Paris, Montpellier et Stahl lui-même, pour les juger en dernier ressort? S'il réhabilite avec raison son héros sur plusieurs points, est-il d'autres fois parfaitement juste envers lui comme envers nous, envers Paris, envers Aristote, Platon, Van-Helmont, Descartes, Leibnitz, etc.? Pourquoi parler si peu ou ne pas dire un mot d'Hippocrate, S. Augustin, S. Thomas, etc., les véritables pères du Stahlianisme ; de Bécher, W. Védel, etc.; des maîtres de Stahl à Iéna ; de Sylvius, Willis, Glisson, qui exercèrent sur lui une si grande influence; de ses discussions avec Hoffmann et ses disciples, etc.? Cela eût été long et pénible , mais la vérité ne s'obtient que par une minutieuse étude des détails. Quand on a , comme M. Lemoine, une autorité réelle, justifiée par de remarquables et utiles travaux, on doit prendre garde aux assertions absolues, exclusives, inexactes ou hasardées que l'on peut répandre ou inspirer.

pourrait donner lieu à bien des remarques intéressantes; il
soulève les plus hautes questions de philosophie générale
et de philosophie médicale. Entraînées par le mouvement
historique et philosophique universel qui domine notre
époque, l'école et l'académie de médecine de Paris abordent
avec une ardeur de plus en plus grande ces problèmes aussi
fondamentaux que difficiles, long-temps négligés dans la
capitale, et que Montpellier, depuis son origine, n'a jamais
cessé d'étudier, avec d'autant plus de succès que toutes ses
écoles des lettres, des sciences, de droit, de théologie, ont
toujours eu un caractère philosophique très-prononcé, et ont
fourni, dans tous les genres, des philosophes du premier
ordre, jouissant d'une réputation universelle, et devant lesquels tout le monde s'incline avec respect. Stahl revient
souvent sur la philosophie : « *Philosophiam contemptui ha-*
» *bitam per totam vitam hominis ulcisci*, etc. » ; il profite
de ses vastes études, de sa haute position médicale, et
consacre sa vie entière à éclairer, comme Hippocrate et
ses plus illustres successeurs, la philosophie par la médecine, la médecine par la philosophie. Nous nous retrouverons donc souvent avec lui sur ce terrain, et nous
pouvons nous borner en ce moment à quelques rapides
observations [1].

[1] Voici le passage dans son entier :
« *In scholá ipsá, adhuc adolescens, audiveram* philosophiam contemptui
» habitam per totam vitam hominis se ulcisci.
» *Aliquot certè millenis occasionibus, veritatem hujus effati, cum fastidio*
» *expertus sum. Itá cum hominibus, ratiocinationis impotibus, implicari,*
» *nihil utilitatis, immensum autem plus fastidii, involvit.* »
« Dans ma jeunesse, et tandis que j'étais encore sur les bancs de l'école,
» j'entendais dire que la *philosophie, vue avec dédain*, savait se venger de ses
» contempteurs pendant toute leur vie.
» Certes, j'ai eu mille occasions de faire la pénible expérience de la vérité
» d'une pareille sentence. En effet, quel avantage y a-t-il et quel insurmon-
» table dégoût n'éprouve-t-on pas à lier d'intimes rapports avec des gens
» incapables de raisonner? » (*Ars sanandi*, p. 19 du texte, T. VII de la
traduction du docteur T. Blondin.)

III. La philosophie, dit-il, d'après Sénèque et Hippocrate, est une chose sainte (*sacra*) : c'est déjà l'opinion de tous les grands génies de l'antiquité, Hippocrate, Platon, Aristote, Cicéron, etc. ; car elle est plus que la science, elle est la sagesse même, elle nous vient des dieux. Cette pensée acquiert une force nouvelle avec le christianisme. Alors ce n'est plus des faux dieux du paganisme, c'est du vrai Dieu lui-même que nous vient la véritable philosophie, celle qui doit transformer l'humanité ; en un mot, la philosophie chrétienne. C'est elle dont plusieurs philosophes païens, tels que Sénèque[1], subissent d'abord l'influence : c'est elle que célèbrent les premiers Pères de l'Église, que proclament et défendent à leur tour les grands écrivains chrétiens de nos premiers siècles, les plus beaux génies du moyen âge, de la renaissance, des XVIe et XVIIe siècles : c'est elle, enfin, qui tend à reprendre parmi nous la place qu'elle mérite, en se retrempant dans ce spiritualisme pur qui fait sa force, sa vérité, sa splendeur ; attaque le panthéisme mystique, l'idéalisme ingénieux, mais faux et trompeur, de certaines écoles allemandes aussi nuageuses que subtilement savantes, et frappe avec plus de force encore le matérialisme aveugle, le panthéisme sensualiste, bien plus dangereux sans doute, parce que, plus séduisant et plus habile, il vient, par de sinueux détours, sous de brillantes métaphores, diviniser les sens, exalter la matière en lui prêtant un fantôme de spiritualité, et recevoir ainsi tant d'éloges pour *cette prudente réserve* qui divinise la nature pour ne pas s'élever jusqu'à son suprême auteur.

IV. Il y a plusieurs philosophies, plusieurs sagesses, ou

---

[1] Il est démontré aujourd'hui que Sénèque a entendu S. Paul à Rome. On trouve dans ses écrits, comme dans ceux de ses contemporains et de ses successeurs, des preuves évidentes de l'influence exercée sur le paganisme par l'enseignement chrétien.

plutôt, il y en a divers degrés : la philosophie divine, révélée directement par Dieu, occupe le premier rang, à une distance immense de la plus haute philosophie humaine, puisée dans notre raison, dans l'usage de nos facultés humaines. L'espace qui les sépare n'est qu'imparfaitement mesuré par la différence radicale qui se trouve entre l'antiquité et les temps modernes, entre les peuples chrétiens qui dominent le monde, et ces populations déshéritées, si nombreuses encore, que cette éclatante lumière commence à peine à réveiller. Cependant, la sagesse, la philosophie inférieure, la philosophie païenne, fruit de la raison humaine, soutenue par la révélation mosaïque défigurée [1], conserve encore un grand prix, ainsi que l'a si bien établi notre Scaliger [2].

Écoutons S. Thomas à ce sujet, il nous fera mieux connaître la pensée de Stahl. Le sage, dit Aristote, est celui qui met tout en ordre ; c'est celui qui connaît tout ce qu'il atteint, dans ses causes et ses raisons les plus élevées (*per altissimas causas*), et qui, dans la pratique, gouverne tout ce qu'il peut diriger, et se gouverne lui-même d'après cette connaissance ; aussi est-il juste qu'il enseigne au lieu d'être enseigné. «*Nomen simpliciter sapientis illi* » *soli reservatur, cujus consideratio circa finem universi* » *versatur, qui etiam est universitatis principium. Undè,* » *secundum philosophum, sapientis est causas altissimas*

[1] On sait aujourd'hui, en partie du moins, tout ce qu'il y a de vrai dans les travaux historiques de Marsille Ficin, médecin, théologien, philosophe, historien érudit qui fut l'âme de l'académie florentine, et l'un des principaux promoteurs de cette rénovation scientifique connue sous le nom de *renaissance*, qui illustra le siècle des Médicis. Il a prouvé, par les textes de Platon et d'Aristote, que le premier s'est inspiré de traditions mosaïques, de sorte qu'on a pu dire qu'il était *Moïse hellénisant* (Μωσῆς αττικίζων) ; que le second a largement profité des Mages et des Hébreux.

[2] Entre autres pensées saillantes consignées dans les écrits de J.-C. Scaliger, remarquons celle-ci reproduite par Van-Helmont et modifiée par De Bonald : «*Homo est spiritus concretus.* L'homme est un esprit revêtu de »chair. » (J.-C. Scaliger, Comment. du traité *De insomniis* d'Hippocrate.)

» *considerare*. — On nomme philosophe, dans un sens
» absolu, celui dont l'attention se fixe sur le but final de
» l'univers, but final qui est aussi le principe, la raison,
» la règle de tout ce qui s'y passe. Aussi le philosophe
» (Aristote) dit-il que le devoir, le droit, la mission du
» philosophe est de remonter jusqu'aux causes les plus
» élevées [1]. » Voilà pourquoi Stahl s'occupe tant des causes
efficientes et finales, les premières de toutes suivant Aristote et S. Thomas, sans négliger les causes formelles et
les causes matérielles ou instrumentales qui ont moins
d'importance et de dignité. Comment recherche-t-il les
causes efficientes, τό *efficere,* et les causes ou intentions
finales? Par l'expérience, la logique, la raison, la tradition
positive; dans la réalité, et non dans de chimériques hypothèses ou une histoire fantastique. C'est de l'Hippocratisme,
du Platonisme, de l'Aristotélisme vrai; c'est mieux encore,
c'est la philosophie de S. Augustin, de S. Thomas, de

---

[1] Ce passage de la *Summa contrà gentiles (lib. I, cap. I, proœmium)* n'a
pas été exactement traduit ni parfaitement interprété, ainsi que la plupart
des textes fondamentaux du grand docteur; aussi le véritable chef de l'école
dominicaine scientifique n'a-t-il pas été exploré dans toute sa profondeur,
malgré les remarquables travaux modernes sur ses écrits. Bossuet est son
véritable interprète; il est Thomiste et non Cartésien : observons pourtant
que S. Thomas a pénétré encore plus loin que lui les sublimes hauteurs du
dogme catholique. (Voy. nos traductions modernes des écrits Thomistes, les
textes sous les yeux : Barrette, Barreil, Feugueray, etc., et surtout, avec les
œuvres de l'illustre P. Ventura, du P. Lacordaire et de notre savant ami le
P. Gratry, l'excellente exposition de M. Jourdain, couronnée par l'Institut,
1858.) Ce dernier ouvrage, le meilleur peut-être d'un auteur à qui nous
devons plusieurs écrits d'une grande valeur, fixera d'une manière spéciale
l'attention de notre époque sur le docteur angélique. Il ne nous laisse qu'un
regret partagé sans doute par tous les amis de la haute et noble science :
c'est que, malgré ses deux volumes parfaitement remplis, il est encore trop
court, vu l'étendue des objets qu'il embrasse, et que l'auteur n'a point dit
tout ce qu'il sait. Il a dû, d'ailleurs, dans l'intérêt du Thomisme, ménager
bien des préventions enracinées, des préjugés antiques et hostiles et des
susceptibilités philosophiques dont le christianisme triomphe successivement
chaque jour. Nous pouvons aller plus loin maintenant, parce que le champ
est plus libre; nous l'essaierons dans les études sur le Thomisme qui pré-
cèderont notre histoire des sciences et de la civilisation au XIIIe siècle.

Bossuet ; c'est celle de Galilée, de Képler, de Newton; elle est peut-être plus hardie et cependant plus sévère que celle de ces hommes illustres. On peut entrevoir déjà comment Stahl s'unit à Bacon et à Descartes ; comment il s'en sépare ; comment il depasse Malebranche, Leibnitz, Fénélon, pour s'élever jusqu'à Bossuet, si supérieur par la forme, l'élégance, la magie du style, la précision, la netteté, l'éloquence de la pensée.

« La philosophie (la sagesse) », poursuit S. Thomas, « est
» 1° l'étude *la plus parfaite* : par elle l'homme se rapproche
» du *vrai bonheur*, et l'atteint d'autant mieux qu'il la cultive
» avec plus de succès et de zèle. 2° Elle est *la plus sublime :*
» par son secours *l'homme ressemble le plus à la divinité*
» qui a fait tout avec sagesse. 3° Elle est *la plus utile*,
» *puisqu'elle nous fait parvenir au séjour de l'immortalité.*
» 4° Elle est *la plus agréable :* on n'éprouve pas d'amertume
» en conversant avec la sagesse ; en vivant de sa vie, on ne
» ressent que de l'allégresse, on goûte des jouissances sans
» amertume [1]. »

Dans les chapitres suivants, S. Thomas distingue deux degrés de sagesse ou de philosophie, deux philosophies : l'une est divine, chrétienne, et vient directement de Dieu par la révélation du Christ ; l'autre est humaine : les hommes peuvent la trouver *lumine naturali ducti.* Celle-ci a été connue des païens, qui ont eu le tort de ne pas l'enseigner à tous, de ne point l'appliquer dans la vie pratique ; *de la*

[1] « *Inter omnia vero studia hominum, sapientiæ studium est perfectius, sublimius et utilius et jucundius.*

» *Perfectius quidem, quia in quantùm homo sapientiæ studio dat se, in tantùm veræ beatitudinis jàm aliquam partem habet.*

» *Sublimius autem est, quia per ipsam homo ad divinam* similitudinem *præcipuè accedit, qui omnia in sapientiâ fecit.*

» *Utilius autem est, quia per ipsam sapientiam ad* immortalitatis *regnum pervenitur.*

» *Jucundius autem est, quia non habet amaritudinem conversatio illius, nec tœdium convictus illius, sed lætitiam et gaudium.* » (S. c. g., lib. cap. II.)

ten'r captive dans l'injustice, comme dit S. Paul, en étouffant sa voix et lui contestant sa mission et ses droits.

Cette sagesse humaine et païenne, qui pouvait et devait préparer à la sagesse et à la philosophie chrétienne, toute faible qu'elle est à côté de celle que le Christ nous a enseignée, n'en a pas moins une véritable grandeur, et mérite toute notre attention comme la raison humaine qui en est l'une des sources : elle est un brillant reflet de la raison divine (*refulgentia claritatis divinæ, lumen signatum in nobis Domini vultûs, vox Dei in humano corde loquentis,* etc.) : nous devons recueillir avec soin, tout en les rectifiant et les développant, les travaux que nous ont légués les sages de l'antiquité ou des temps plus modernes (Arabes, Islamistes, etc.), lors même que l'inspiration directe de la divinité leur a manqué, etc. ; mais ne confondons point avec cette sagesse humaine, puissante encore malgré ses erreurs, cette philosophie vulgaire et plébéienne, comme la nomme Cicéron [1], enfant dégénérée du lycée et de l'académie, et surtout cette doctrine des sophistes qui n'est qu'un vain masque, et qui est venue si souvent à toutes les époques insulter et humilier la raison.

La philosophie humaine elle-même a des degrés divers. Le plus grand se rattache à ces racines délicates et profondes par lesquelles Dieu touche à notre âme et vient s'unir intimement à nous. Les esprits et surtout les cœurs d'élite peuvent seuls parvenir jusque-là, et pénétrer dans ce sanctuaire interdit à la foule qui, sans le christianisme, n'aurait jamais pu en approcher, etc. [2].

Ce léger aperçu doit suffire pour montrer que Stahl a puisé dans ces écrits le fond de sa pensée, sa forme, et souvent même les mots par lesquels il l'exprime.

---

[1] *De officiis.*

[2] *Voy.*, pour l'ensemble de cette doctrine, S. Augustin (*De verâ religione, De magistro, Soliloq., Confess.,* Cité de Dieu) et S. Thomas (*op. citat., Sum. theol.,* Comment. sur S. Paul, *Quæst. disputat. de veritate, de potentiâ,* etc.).

Stahl tient à S. Thomas, d'abord par Hippocrate, dont
Aristote est le disciple [1] , puis par son éducation profondément religieuse : il pencha même vers un mysticisme trop
contemplatif, dont l'illustre dominicain cherchait à garantir
ses disciples : ce christianisme mystique formait alors un
des caractères spéciaux de l'Allemagne, surtout dans les
pays où le luthérianisme exerçait son empire.

VI. Dans ce qui précède, Stahl établit la grandeur de
la philosophie, la distinction de la sagesse chrétienne et de
la sagesse purement humaine, dans lesquelles il reconnaît
plusieurs degrés ; enfin, il s'élève avec force contre la
fausse philosophie. Dans tout cela, il suit Hippocrate,
Platon, Aristote, etc. ; puis, il se place plus haut, marchant avec les Pères de l'Église, S. Augustin, S. Thomas,
s'appuyant sur Scaliger et rappelant une grande pensée de
Sénèque où se trouve déjà l'influence du christianisme [2] :

[1] Aristote, dit Galien en divers endroits, ainsi que Théophraste, ont poursuivi l'œuvre d'Hippocrate et adopté sa méthode. Cette pensée, rappelée
plusieurs fois par Bordeu, par Matthias (*De decenti habitu*, etc.), a été reproduite par K. Sprengel (*op. citat.*, T. Ier). *Voy.* notre Commentaire sur ce
traité (1855). M. Chauvet a donc eu raison de dire : « Aristote est un dis-
»ciple d'Hippocrate »; il s'est trop avancé en ajoutant : « Cette opinion paraîtra
»étrange, elle n'est que neuve. » (Chauvet, *Philosophie d'Hippocrate*, 1855.)
L'Institut l'a regardée comme neuve et digne de recherches plus étendues.

[2] Joseph de Maistre (*Éclaircissement sur les sacrifices*) a mis en relief ce
caractère de la philosophie de Sénèque ; citons-en un fragment important :
« Le sang du Christ arrive jusqu'aux confins inconnus de *ces deux puissances*
»*irrévocablement unies* : *Usque ad divisionem animæ et spiritûs* (Heb. IV,
»12), où les élans du cœur *(intentiones cordis)* heurtent l'intelligence et la
»troublent. »

« Par une affinité vraiment divine, il s'empare des éléments de l'homme et
» les transforme sans les détruire. Par un mouvement de l'instinct humain qui
» cherchait ce que la foi possède, Sénèque nous dit : *Miraris homines ad deos*
»*ire? Deus ad homines venit imò* (quod proprius est) *in homines venit. In*
»*unoquoque virorum bonorum habitat Deus.* » (Sénèque, Ép. 74 et 41). « On
» a droit de s'étonner que l'homme puisse s'élever jusqu'à Dieu ; mais voici
» bien un autre prodige, c'est Dieu qui descend jusqu'à l'homme. Ce n'est
» point assez, il entre dans l'homme, et *tout juste* est un temple habité par
» la Divinité. »

Maintenant, il va défendre les droits de la médecine et montrer ses rapports avec la philosophie.

Celui qui est à la fois médecin et philosophe, ne peut s'empêcher de reconnaître que la médecine est la voie la plus courte, la plus sûre, la plus rapide pour arriver aux plus grandes hauteurs des régions philosophiques; pour posséder d'abord la philosophie humaine la plus parfaite; pour s'élancer ensuite dans les régions sublimes de la philosophie chrétienne : « *Scientia altiùs exhausta ducit* » *ad fidem.* — Une science profonde conduit à la foi. » (Bacon [1].)

Hippocrate l'a dit [2], Galien l'a répété [3], l'on ne peut être vraiment philosophe sans s'appuyer sur la médecine. Elle seule, en effet, permet de résoudre le grand problème indiqué par l'oracle et si bien posé par l'école socratique, après les livres saints, bien autrement profonds (car ils émanent de Dieu par révélation) : Γνῶθι σεαυτόν, « *Connais-toi toi-même.* »

La médecine conduit d'abord à la philosophie spéculative et pratique ordinaire, puis à la philosophie transcendante : de là, le premier précepte d'Hippocrate : *Le médecin doit séparer la médecine de la fausse philosophie, de la philosophie vaine;* puis, le deuxième : *Il faut transporter la*

[1] Chateaubriand (*Génie du christianisme*) a cité, pour la faire ressortir, cette pensée de Bacon.

[2] Νομίζω δὲ περὶ φύσιος γνῶναί τι σαφὲς οὐδάμοθεν ἄλλοθεν εἶναι, ἢ ἐξ ἰητρικῆς. Τοῦτο δὲ, οἷόν τε καταμαθεῖν, ὅταν αὐτήν τις τὴν ἰητρικὴν ὀρθῶς πᾶσαν περιλάβῃ. — « Je pense que c'est par la médecine, et » nullement par une autre science, que l'on peut arriver à savoir quelque » chose de positif et d'évident sur la nature. Mais, pour cela, il faut qu'il » embrasse avec justesse la médecine dans son entier. » (Hippocrate, *De priscâ medicinâ*, T. 1er, p. 621, édit. Littré.)

M. Littré a-t-il raison de traduire *sur la nature humaine?* Pourquoi ajouter *humaine*, qui limite et altère la pensée d'Hippocrate, et ne se trouve ni dans le texte ni dans son esprit?

[3] Galien : *Que le médecin doit être philosophe.* Voy. le texte de cet intéressant petit traité et la traduction de M. Daremberg.

vraie médecine dans la philosophie, et la vraie philosophie dans la médecine [1].

Tout grand médecin, toute grande école a une philosophie complète, d'abord simple (logique ordinaire, méthode peu compliquée, physique, médecine pratique et théorique de portée moyenne); puis, une haute philosophie transcendante, c'est-à-dire une logique et une méthode supérieures, une anthropologie entière (psychologie dans tous ses développements, morale privée et publique, etc.); une métaphysique telle que la comprenaient Platon, Aristote, Descartes, Leibnitz, ou, mieux encore, S. Augustin, S. Thomas, Bossuet; enfin, une théodicée et une théologie naturelles solidement scientifiques, préparant à la théologie révélée. Pour connaître à fond un médecin du premier ordre, une école importante, il est indispensable de s'initier à tous les secrets de leur philosophie. Quand on s'occupe avec soin des travaux d'un Hippocrate, d'un Galien, d'un Stahl, d'un Bordeu, d'un Barthez, etc., on trouve partout des traces de ce genre d'études, qu'ils ont poursuivies jusqu'à leurs derniers instants [2]. C'est ainsi qu'il faut étudier Stahl quand on veut comprendre sa doctrine : la philosophie domine son œuvre, et en enchaîne toutes les parties. Il a une philosophie et une médecine purement expérimentales; il a, de plus, une philosophie et une médecine transcendantes.

Ceci nous explique comment le professeur de Halle, fran-

---

[1] *Voy.* Hippocrate (*De decent. habitu*) et notre Commentaire; Montpellier, 1855. — *Voy.* le Commentaire de Matthias et l'intéressant opuscule de M. Chauvet, professeur à Caen, sur la *Philosophie d'Hippocrate*; Paris, 1855.—*Voy.* aussi Celse, *De re medicâ*, liv. 1, préf. p. 3. « *Hippocrates Coüs, primus quidem ex omnibus memoriâ dignis, à studio sapientiæ disciplinam hanc separavit, vir et arte et facundiâ insignis.* »

[2] *Voy.* Lordat, *De la nécessité de créer dans chaque Faculté une chaire de philosophie inductive, 1846.*—Nous en avons si bien senti l'importance, que, pendant la durée de notre professorat à Strasbourg, nous avons consacré, chaque année, une série de leçons à l'exposition successive de la philosophie des grandes écoles anciennes et modernes, françaises et étrangères.

chissant à la fin la médecine clinique , est sorti du Vitalisme
pour le couronner par l'Animisme. Alors il n'est plus simplement le médecin renfermé dans cette partie de son domaine ,
que limitent rigoureusement l'observation des faits ordinaires
purement médicaux , et la philosophie naturelle guidée mais
bornée par l'induction strictement progressive ; il devient un
philosophe-médecin dirigé par cette induction transcendante
et plus hardie que Platon a essayée et décrite ¹, et montre
ce que peut faire la médecine en pénétrant dans la physiologie , la psychologie , la métaphysique *suprà*-médicales , et
touchant à la théologie. On l'a accusé d'être devenu ainsi
téméraire , d'être tombé dans une grave erreur ou tout au
moins dans une hypothèse difficile à défendre ; d'avoir fait de
la métaphysique, reproche qu'on a adressé aussi à Barthez ,
à M. Lordat , à l'école de Montpellier , et qui prouve
simplement que ceux qui ont fait usage de ce mot en
avaient oublié dans ce moment la signification. Barthez ,
du reste , a commis , avec ou après beaucoup d'autres ,
la même injustice à l'égard d'Aristote. L'illustre Bordeu
a-t-il été parfaitement exact quand il a écrit, à propos
de Stahl , les phrases suivantes ? « Disons-le , puisque
» l'occasion s'en présente, il serait à souhaiter , pour la
» mémoire de Stahl , qu'il se fût moins avancé au sujet de
» l'âme, ou qu'il eût trouvé des disciples moins dociles à
» cet égard : c'est là, il faut l'avouer , une tâche dont le
» Stahlianisme se lavera difficilement. On pourrait peut-être
» le prendre sur le pied d'une sorte de *retranchement* que
» Stahl s'était ménagé *pour fuir les hypothèses, les expli-*
» *cations physiques et les calculs ;* mais cette ressource
» sera toujours regardée comme le rêve de Stahl , *rêve d'un*
» *des plus grands génies qu'ait eus la médecine,* mais d'autant

---

¹ « Il est juste que le philosophe déploie ses ailes et se souvienne des
»idées sublimes qu'il contemplait autrefois, lorsqu'il s'élançait à la suite des
»dieux , etc. » (*Voy.* le passage entier de Platon.)

» plus à craindre qu'il peut jeter les esprits *médiocres* dans
» un *labyrinthe* de recherches et d'idées purement *méta-*
» *physiques*. *L'école de Montpellier* aurait été *infailliblement*
» *entraînée dans cet écueil*, sans la prudence des *vrais*
» *médecins* qui la composaient, et sans la sagesse de celui-
» là même (M. de Lamure) qui y soutint le Stahlianisme
» publiquement et qui apprend aujourd'hui à ses disciples
» à s'arrêter au point qu'il faut [1].» Nous discuterons ce
jugement de Bordeu lorsque nous nous expliquerons sur
le caractère et la valeur de l'Animisme Stahlien ; remarquons
seulement, en passant, que Grimaud n'a pas été aussi
sévère : «On reproche communément à Stahl d'avoir rap-
» porté à l'âme toutes les opérations du corps ; ce n'est
» pas assurément de ce côté que sa doctrine est répréhen-
» sible. Ce beau génie avait bien vu, comme Hippocrate
» et comme tous les autres philosophes théistes, que la
» raison d'individualité d'un être vivant ne pouvait se trouver
» que dans l'unité du principe qui l'anime, etc. [2]»

[1] Bordeu, *Recherches sur les crises*, 1756, p. 224.

[2] Grimaud, *Leçons de physiologie*, T. Ier, pp. 325 à 328. — Le débat sur
l'Animisme se poursuit encore en ce moment : on a dit que l'Animisme était
mort, que M. Bouillier seul tentait de le ressusciter, etc. Cela est-il vrai du
Vitalisme animiste de Stahl? M. A. Franck (de l'Institut) en est-il bien
éloigné, quand il dit : « Chez les anciens, et même au moyen-âge, le mot
» *âme* avait une signification plus étendue et plus conforme à son étymo-
» logie que chez la plupart d'entre nous. Au lieu de s'appliquer seulement
» au moi humain, il s'appliquait sans distinction à tout ce qui constitue dans
» les corps organisés le principe de la vie et du mouvement v?..... « L'âme
» n'est pas contenue tout entière dans ce qui tombe dans la conscience ou
» dans le *moi;* elle est bien plus que le moi sans en être distincte ; car le
» moi n'est que l'âme parvenue à une certaine expansion de ses facultés, à
» un certain degré de manifestation qui peut être retardé ou suspendu par
» la prédominance de l'organisme, sans qu'il en résulte aucune interruption
» dans l'existence même de notre principe spirituel. Admettez le contraire,
» supposez l'identité absolue de l'âme et du moi, vous aurez aussitôt contre
» vous les plus formidables objections matérialistes.

» Où est l'âme pendant la première enfance? Que devient-elle dans l'éva-
» nouissement, la léthargie, le sommeil sans rêve, l'idiotisme et la
» démence? etc.

« .... Ceux qui ont confondu l'âme tout entière avec le moi, ont dû

Stahl nous donne, à cet égard, dans plusieurs passages de ses écrits, des renseignements précieux sur lesquels on a trop rapidement glissé. Nous allons en citer un qui peut déjà éclaircir plus d'un doute, et que l'on paraît avoir oublié. Dans la préface qu'il a mise au commencement du *Conspectus therapiæ specialis* de son disciple J. Juncker, Stahl nous dit : «Voulant recommander, surtout pour » l'usage de la médecine, la considération précédente, je » m'efforce de montrer et de prouver partout que cette » conservation et cette protection vitale est parfaitement » en harmonie avec la saine raison ; qu'elle a été instituée » par le premier et suprême architecte du corps vivant, » et disposée avec tant de sagesse, que la raison, si elle » est droite, peut saisir et reconnaître cet ordre admirable » qui unit et enchaîne tout. Ceci est d'autant plus impor- » tant, que l'on peut y trouver une règle juste et légitime » pour la méthode médicale. Afin de reprendre les choses » de plus haut *(ab ovo),* j'ai choisi pour base de mes travaux » ce dogme le plus ancien et le plus vrai dans sa simplicité : » Chez l'homme, c'est l'âme qui est la cause efficiente de ces » directions harmoniques qu'il aurait suffi, en se bornant » au point de vue et au but médical, de *prendre elles-* » *mêmes pour la cause efficiente des actes vitaux*[1].

» nécessairement se tromper sur leur *essence;* car, dans le cercle étroit où ils » se sont renfermés, ils ne pouvaient rencontrer que des propriétés et des » accidents, des faits variables ou de simples abstractions.
» .... Il ne suffit pas de démontrer que l'âme ne peut être contenue » tout entière ni dans le moi, ni dans aucune des facultés du moi ; il faut » encore, en prenant pour guide la raison à la place de la conscience qui » nous fait défaut, que nous sachions positivement ce qu'elle est, j'entends » en elle-même dans son principe le plus intime.
» .... Aujourd'hui, les philosophes ont la conviction que l'âme ne » pouvant être contenue dans un point particulier de l'espace, ne doit pas » non plus être circonscrite dans une partie déterminée du corps, mais » qu'*elle tient dans sa puissance le corps tout entier et se manifeste par ses* » *mouvements.* » (A. Franck, *Dict. des scienc. phil.*, art. *Ame.*)
[1] « *Dùm autem hanc considerationem, medico imprimis usui commendaturus,*

» J'avoue que j'aurais pu m'arrêter simplement à ce
» dernier parti, et ne pas remonter de sitôt jusqu'à ma
» proposition fondamentale, du moins pour la médecine
» proprement dite, si ce n'est pour la physiologie (*hâc pro-*
» *positione, utpotè non tàm ad medicinam quàm physicam*
» *anthropologiam, planè supersedere potuissem*). Mais
» cédant, sans doute à tort, à la crainte de voir accuser
» mes doctrines de n'être que des *énigmes métaphysiques*
» *(metaphysicis gryphis)* et de *pures abstractions de mon*
» *esprit,* et redoutant qu'on ne me reprochât de parler toujours
» de mouvements et de leur direction d'une manière abstraite
» (ce qui serait vrai dans ce sens); de revenir sans cesse
» sur les actions vitales, sans donner un nom précis à
» leur agent; je me suis décidé, après mûre délibération, à
» prononcer nettement le nom de *principe actif,* à rapporter
» ces fonctions à l'âme, à l'affirmer même et à défendre
» cette doctrine. Ce parti, que j'ai adopté, m'a valu des
» ennemis, des discussions pénibles dans lesquelles je
» suis presque fâché d'être entré, car j'ai en quelque sorte

»*illud ubique indicare atque stabilire laboro, quod hæc vitalis conservatio, atque*
»*vindicatio, omninò sanæ rationi exquisitè consentanea sit ; utique ab ipso*
»*corporis animalis primo supremo architecto sapientissimè instituta, et ità*
»*constituta, ut sana ratio scitissimum hunc ordinem utique percipere et*
»*agnoscere possit. Tantò magis autem debeat, quo medicæ methodi justam et*
»*verè legitimam cynosuram hinc formare liceat : totam rem altiùs, et ab ovo,*
»*quod aiunt, exorsurus, antiquissimam illam et ipsâ veritate simplicissimam*
»*sententiam, pro fundamento substerno, quod vera causa efficiens (directionum*
»*illarum, quas pro purè medico scopo, pro efficiente causâ agnoscere, sufficere*
»*poterat), sit in homine ipsa Anima. Agnosco quod hâc propositione, utpotè*
»*non tàm ad medicam quàm physicam anthropologiam, planè supersedere*
»*potuissem. Intempestivo vero metu, ne tàm motus in abstracto quàm insuper*
»*directio in abstracto (sicut hoc sensu reverà sunt), pro metaphysicis gryphis*
»*et nudis mentalibus ideis, tanquàm actus sine agente, mihi imputarentur*
»*consultum duxi. Agens ipsum disertè nominare, et animæ has partes deferre,*
»*imo asserere atque vindicare. Tædet autem merito atque piget, imo profecto*
»*pudet, altercationum, quâ super hoc negotio, intentatæ, et per aliquod*
»*jàm suprà viginti annos, vix non singulis diebus, recoctæ, appositæ, lassatâ*
»*tandem patientiâ, ad logicorum atque metaphysicorum in ipsis trivialibus*
»*scholis scabella litem hanc rejicere extruderunt.* »

» honte d'avoir entamé des discussions aussi oiseuses [1].
» Là-dessus, j'ai vu se dresser contre moi des objections
» pénibles, que pendant vingt ans on a renouvelées,
» réchauffées, et qui m'ont poursuivi presque chaque jour.
» Enfin, quand la patience a été à bout, on a rapporté
» la solution que j'ai donnée aux travaux logiques et
» métaphysiques de la scholastique et des écoles les plus
» vulgaires. »

Stahl écrivait ceci en octobre 1717, à Berlin; il avait
alors 57 ans, et ne craignait point d'exposer sa pensée
intime. Son édifice pratique médical, nous dit-il, repose
sur ce fait expérimental de l'harmonie des actes vitaux. Il
lui suffit, pour le construire, de considérer la cause de
cette harmonie d'une manière purement abstraite, sans en
déterminer la nature. On arrive ainsi au Vitalisme purement
expérimental de Barthez, par la méthode qu'il a si admirablement, si savamment exposée, et que Stahl indique
ici très-nettement, quoique en peu de mots; nous la
retrouverons ailleurs plus longuement développée. Si Stahl

---

[1] *Voy.* le titre que Stahl a donné à sa discussion avec Leibnitz : *Negotium
otiosum, seu* Σκιαμαχία L'auteur éprouvait, en effet, une répugnance
visible à entrer dans des discussions de ce genre, avec un philosophe illustre,
qui n'était pas médecin, et qu'il trouvait peu au courant de ses œuvres, et
même des questions transcendantes de la philosophie. Faute de connaissances
suffisantes dans les sciences naturelles, Leibnitz avait imaginé son harmonie préétablie, qu'il croyait avoir découverte dans un traité hippocratique
mal interprété par lui. Le chevalier de Jaucour, médecin philosophe et
panégyriste de Leibnitz, déclare que ce dernier n'a pas compris Stahl (*Voy.*
sa préface de la *Théodicée*). Desgenettes a remarqué le passage de la préface
du *Conspectus* que nous venons de transcrire ; il dit à cette occasion : « Stahl
» a fait une concession singulière, c'est que son principe général, son auto-
» cratie, n'était pas d'une indispensable nécessité ; ce qui veut dire, en
» d'autres termes, que ce principe était hypothétique et n'influait pas
» d'une manière essentielle sur le traitement des maladies. Stahl, en effet,
» était trop grand chimiste et trop habile observateur pour ne pas apprécier
» l'action des médicaments, etc. » (Desgenettes, *Biograph. méd.*, T. VII,
p. 252, art. *Stahl.*) — Nous avons déjà dit quelques mots sur cette *hypothèse*
tant reprochée à Stahl ; nous parlerons plus tard de l'influence qu'elle a pu
avoir sur sa pathologie et sur sa thérapeutique.

s'est décidé à passer ensuite du *Vitalisme expérimental Barthézien* au Vitalisme animiste, c'est quand il a voulu franchir le domaine médical proprement dit, pour s'élever plus haut et donner un fronton à son édifice. Supprimez le mot *âme*, sans décider la question du principe directeur des actes simplement vitaux et animaux ; ne vous prononcez point sur sa nature, sa spiritualité ; restez dans ce scepticisme prudent, dans cette réserve que Stahl semble regretter, et vous avez le vitalisme de Barthez, si sage et si rigoureux. Il est vrai qu'alors on criera à la métaphysique, comme Stahl l'avait prévu et redouté ; il est vrai aussi qu'on n'abordera pas les hauteurs de la physiologie transcendante ; que l'édifice sera moins achevé, moins unitaire, moins harmonique, moins majestueux ; mais en allant jusqu'où va Stahl, en s'entourant de toutes les précautions dont il s'est environné, l'édifice est-il moins solide? Nous le déciderons, en le sondant jusque dans ses moindres détails. Barthez [1] ne s'est-il pas trop avancé quand il a dit : « Notre doctrine est *diamétralement* opposée à celle de Stahl » ? Pour la méthode, pour le fond, c'est, médicalement parlant, celle de Stahl, parce que c'est celle de Cos, c'est celle de Montpellier, avant Stahl et avant Barthez. Notre illustre chancelier répète trop souvent ces mots *la doctrine qui m'est propre*, et paraît trop disposé à soupçonner de plagiat des hommes tels que Hunter, par exemple, qui pouvaient bien se rencontrer avec lui, grâce à leur génie et aux sources fécondes où ils avaient eu le soin de puiser. Ce que Barthez possède en propre, ce qu'il a éclairci, fondé, inventé, découvert, démontré, est assez beau pour lui suffire, ainsi que nous l'établirons. Exaspéré par ses adversaires qui lui contestaient, comme à Stahl, la part large, neuve, qui lui était légitimement due, il a fini par l'exagérer peut-être, et par fournir quelques armes ou tout au moins quelques prétextes

[1] *Nouv. élém. de la science de l'homme*, T. I.

à ceux qui s'acharnaient contre lui. Sa destinée ressemble beaucoup à celle de Stahl et de Bordeu.

D'Hippocrate à Stahl la science fait un grand pas ; de Stahl à Bordeu, de celui-ci à Barthez, le progrès est tout aussi grand, on feint de le méconnaître : de là, réaction énergique de ces trois médecins si voisins par le génie ; seulement Barthez réagit comme Stahl, auquel il ressemble tant ; Bordeu, si différent par le caractère, a un mode bien distinct qui est tout à lui. Ni Stahl, ni Bordeu, ni Barthez, ni même Hippocrate, n'ont inventé le Vitalisme et ses formes variées, *organiques, poëtiques, mono-psychiques, poly-psychiques, dualistes,* etc. Ces illustres médecins ont dû leur gloire à des perfectionnements, à d'importantes découvertes dans la méthode et dans la détermination des lois : ici, Bordeu et Barthez occupent avec Stahl une de ces places à part, sur lesquelles peu de noms, même parmi les plus célèbres, peuvent s'inscrire à côté d'eux.

En nous résumant, voici ce que nous pouvons conclure :

Avant Stahl, Montpellier professait l'Hippocratisme avec toute sa philosophie, sa méthode, ses dogmes, ses racines, ses fruits. Attaché au Spiritualisme de l'Église, à sa philosophie supérieure et divine, il s'en était noblement, savamment servi ; il avait profité de tous les progrès accomplis depuis tant de siècles pour rendre cette doctrine plus large et plus pure ; il avait préparé Bacon, Descartes, Leibnitz, etc., il les avait acceptés en les épurant : Paris et le reste de l'Europe suivaient la même voie, mais de plus loin. Stahl paraît, il poursuit la route et l'agrandit. Notre école reconnaît en lui son enfant légitime, son représentant le plus supérieur, le plus illustre, celui qui efface peut-être tous ceux qui ont marché devant lui ; elle l'adopte et se porte en avant. Bordeu le dépasse, comme Stahl avait dépassé ses prédécesseurs. Barthez, à son tour, s'élance

au-dessus de Bordeu , et franchit un espace égal à celui qui
sépare Hippocrate de Stahl, le professeur de Halle du
médecin des Pyrénées. Grimaud et les disciples de Barthez
poursuivent la même route, et y tracent de lumineux sillons.
Ne disons pas cependant qu'Hippocrate est tout dans Stahl,
pas plus que Stahl dans Bordeu, celui-ci dans Barthez, le
chancelier de Montpellier dans ses grands disciples. Non,
chacun a sa part à lui; la médecine n'existe que dans leur
ensemble, et celui-ci même ne la représente pas dans son
entier : c'est ce que nous verrons en les comparant. Aussi
le docteur Lasègue, auteur d'une bonne étude sur Stahl,
a-t-il été trop loin quand il a écrit cette phrase : «Pour
» tout dire en un mot, Bordeu est tout entier dans Stahl,
» qui n'est pas tout entier dans Bordeu [1]. »

Pour le prouver, sans sortir de l'opuscule *De philosophiâ
Hippocratis,* comparez-en les propositions fondamentales
avec les développements donnés par Bordeu; elles peuvent
se résumer ainsi : 1º excellence de la philosophie intellectuelle , morale, religieuse ; 2º supériorité divine de la philosophie chrétienne ; 3º degrés de la philosophie , de la
science et de l'art médical ; 4º prééminence de la médecine
sur toutes les autres sciences , dès qu'elle embrasse l'Hippocratisme entier , devenu moderne et chrétien ; 5º nécessité
d'unir le Vitalisme à l'Animisme sans les identifier. Ces
propositions, Bordeu les reproduit partout : voyez spécialement ses *Recherches sur les crises,* sur l'*Histoire de la
médecine* (chapitres des médecins populaires, des médecins naturistes, des médecins philosophes, des médecins
théologiens), sur les *Maladies chroniques* (son dernier
ouvrage et son chef-d'œuvre). Il traite à fond toutes ces
questions ; il est loin d'épuiser Stahl, et cependant il lui
est supérieur, parce qu'il est venu après lui.

Citons-en deux ou trois passages. Bordeu montre d'abord

[1] Thèses de Paris, 1846, Nº 20 , p. 66, à la fin.

que les idées les plus élevées d'Aristote, Descartes, Montesquieu, etc., ont été puisées chez les médecins philosophes ; il en cite de nombreux exemples, et démontre ainsi cette proposition d'Hippocrate, Galien et Stahl, que la médecine est la vraie route de la philosophie. Il distingue ensuite les divers degrés de la philosophie humaine et de la médecine ; il admet : 1º des médecins purement populaires, esprits copistes ou imitateurs, qu'il nomme les témoins des faits particuliers ; 2º les médecins enseignants ; 3º les médecins initiés à la médecine philosophique ou transcendante ; 4º enfin, les médecins législateurs. « J'appelle » , dit-il, « un législateur de l'art, le médecin philosophe qui a » commencé par être *témoin*, qui de *praticien* est devenu » grand *observateur*, et qui, franchissant les bornes ordi- » naires, s'est élevé au-dessus même de son état : ouvrez » les fastes de la médecine, comptez ses législateurs [1] . »

Hippocrate, Stahl, etc., sont des médecins de ce genre ; voilà pourquoi ils se sont crus obligés de se prononcer sur les questions anthropologiques les plus élevées, sur la nature du principe de vie. Pour Bordeu, ce principe est surtout la *force sensitive* et *motrice* qui réside dans l'organisme entier, et dont les opérations, dit-il, sont éclairées, dirigées et soutenues par l'âme immortelle : c'est un vitalisme en quelque sorte organique. « Les Animistes », dit-il, « qui » se retrouvent parmi les Galénistes, les Stahliens surtout, » ont fixé et mérité notre attention, comme les plus éloi- » gnés de tout soupçon de matérialisme, de ces puérils et » vains systèmes mécaniciens, asclépiadiens, épicuriens, etc., » enfants d'une imagination détraquée et libertine [2] . »

Si nous passions à Barthez [3], nous retrouverions toutes les grandes questions qui ont occupé Stahl dans le traité *De*

[1] Bordeu, *Rech. sur les crises*, p. 252.
[2] Bordeu, *Anal. méd. du sang*, p. 1025.
[3] *Voy.*, entre autres, son *Discours sur le génie d'Hippocrate*.

philosophiâ Hippocratis; mais ce qui nous importe le plus, c'est de savoir si son vitalisme diffère autant qu'on le dit du vitalisme animiste de Stahl.

« Je regarde », dit Barthez, « le principe vital comme la » *cause expérimentale* la plus générale des phénomènes de » la santé et de la maladie : ces expressions indéterminées » abrègent le calcul analytique des phénomènes [1]. »

Ne croirait-on pas entendre Stahl disant : J'aurais pu me contenter de la notion abstraite et métaphysique des phénomènes vitaux et de la direction vitale?

Ailleurs, Barthez nous dit : « Il importe de concevoir » la force vitale et l'âme pensante par des idées distinctes. » Ceci est essentiel, soit qu'*on imagine* que ces deux prin- » cipes *existent par eux-mêmes,* soit qu'*on suppose* qu'ils » existent comme *attributs d'une seule et même substance,* » qu'il est indifférent qu'on veuille appeler *âme* [2]. »

Ici, le professeur de Montpellier se rapproche bien plus de Stahl, pourvu que celui-ci conçoive la force vitale et l'âme pensante par des idées distinctes. Barthez croit qu'on ne peut avoir sur ces opinions que des probabilités, mais il avoue que leur discussion conduit à des spéculations curieuses [3]. Par là, on arrive à cette médecine philosophique et transcendante que Barthez ne dédaignait pas.

Ailleurs, enfin, le chancelier de Montpellier nous dit : « Il n'est pas impossible que de nouveaux faits ignorés » aujourd'hui ne puissent prouver que le principe vital » et l'âme pensante sont *essentiellement réunis* dans un » troisième principe général [4]. »

Pour Barthez, la prétendue hypothèse de Stahl n'est

[1] Barthez, *Nouveaux éléments*, etc., Note, p. 16.
[2] *Op. cit.*, T. I, p. 94.
[3] *Ibid.*, p. 97-98.
[4] *Op. cit.*, p. 109, cité par Bouillier et par M. Lordat (*De la constitution de l'homme*, 1857, p. 66).

plus qu'une anticipation que des faits ultérieurs peuvent démontrer [1] : il reste à décider si elle n'est pas quelque chose de mieux qu'une simple anticipation ; si le Mono-psychisme Stahlien avec son double dynamisme n'est pas, au fond, la vérité vraie ; si cette doctrine n'est point celle que Montpellier a dégagée des ténèbres, en la mettant dans tout son jour par de grands et heureux perfectionnements du Stahlianisme. C'est, du reste, comme nous venons de le voir et quoiqu'on ait dit le contraire, celle d'Hippocrate, de Platon, d'Aristote, de S. Paul, S. Augustin, S. Thomas, etc. Pour le prouver, comme nous l'essaierons, il suffit de remonter aux textes, de les expliquer nettement ; il suffit, enfin, de s'entendre, et de ne pas compliquer une question historique et dogmatique simple par elle-même, qu'on a embarrassée par des subtilités, par un cliquetis et une confusion dans les mots comme dans les choses.

Barthez est un génie de la même trempe qu'Hippocrate, Aristote, Descartes, Stahl, etc. ; comme eux, c'est un législateur des sciences ; comme eux aussi, il a été mal compris et encore plus maltraité. Trop supérieur à son époque dominée par une philosophie menteuse, plébéienne, sensualiste, avidement accueillie par les masses, qui l'acceptaient avec d'autant plus d'ardeur qu'on croyait mieux l'*entendre* à cause de sa vulgarité même, et qu'elle flattait les goûts d'un siècle grossièrement matérialiste dans les classes inférieures, voluptueux et plus délicatement sensuel dans les classes élevées ; il fut attaqué de toutes parts, sans être épargné par les hommes supérieurs qui faisaient alors les réputations, et qui le dédaignèrent presque, parce qu'ils n'avaient point pénétré dans le sanctuaire de la nature, aussi profondément que lui. On le traita d'esprit purement

[1] La phrase de Barthez est évidemment inexacte ; il a voulu dire que le principe de la vie et de la pensée sont deux dynamismes réunis dans une même substance, l'*âme pensante* : c'est le vrai *double dynamisme monopsychique* de l'Église, de S. Augustin, de S. Thomas, de Maistre, etc.

logique, métaphysique et abstrait, sans remarquer que ces désignations qu'on a lancées comme une injure à Hippocrate, à Socrate, à Platon, à Aristote, à S. Augustin, à Albert le Grand, à S. Thomas, à Képler, à Galilée, à Leibnitz, à Bossuet, à Stahl, etc. [1], c'est-à-dire aux véritables législateurs des sciences, sont le plus grand de tous les éloges pour quiconque connaît la véritable valeur des mots, et sait, avec de Bonald, que « *la métaphysique n'est que la* » *science des causes, de leurs actions, de leurs lois.* »

Barthez se dit en lui-même, comme le poète latin : « *Barbarus hic ego sum, quia non intelligor illis.* On me » prend pour un esprit étrange, parce que l'on ne me » comprend point. » Il attendit avec patience que la lumière se fît; répondit scientifiquement et en peu de mots aux antagonistes qu'il estimait; lança quelques traits piquants, et mit tout bas en pratique, vis-à-vis de ceux qu'il trouvait trop au-dessous de lui, ce précepte que M. Guizot a exprimé si énergiquement et si haut : « Vous avez beau faire, vos » injures ne s'élèveront jamais à la hauteur de mon dédain.»

Placé dans une position analogue, Stahl réagit avec plus de force, avec moins de mesure; il fut, d'ailleurs, mieux servi par les circonstances, ou du moins il eut le soin d'en faire plus amplement usage.

1° Stahl s'est livré à une polémique beaucoup plus étendue. Independamment de ses *Vindiciæ de scriptis suis,* de son *Negotium otiosum,* etc., il a profité d'une foule

[1] Dans ce qui précède, nous voulons caractériser l'esprit général du XVII° siècle, sans le déprécier : malgré ses erreurs et ses fautes, il a éclairci et développé d'importantes vérités ; il a accompli de grandes œuvres ; il a compté dans ses rangs bien des hommes nés avec un magnifique génie : mais sa philosophie, en dehors des sciences physiques, a rabaissé le niveau de presque tous les talents, parce qu'elle était désastreuse. Sa mission providentielle était de détruire plus que d'édifier; il l'a remplie. Plus heureux que lui, notre siècle a reçu, providentiellement aussi, une tâche plus brillante, plus douce, plus difficile : il doit réparer et construire : il accomplira cette œuvre, dont le Spiritualisme pratique a toujours été l'instrument.

d'occasions pour se défendre; il les a fait naître avec habileté : l'élément justificatif se trouve partout dans ses écrits.

Barthez a mieux aimé se renfermer dans le silence et le calme philosophique. Content des suffrages publics ou privés de quelques hommes d'élite, plein de la conscience de ses forces, de la grandeur et de la vérité de son œuvre, du sentiment de sa dignité, il ne descendit jamais jusqu'à l'injure, s'occupa rarement de sa justification, et n'insista guère sur des réfutations de détail. Certain que le moment solennel d'une justice décisive, immortelle et sans appel, arriverait pour ses doctrines et pour lui-même, il voulut confier à la postérité le soin de sa gloire, et cette vengeance éclatante qui ne manque jamais au génie méconnu.

La renommée ressemble au dauphin de la fable [1] : elle oublie parfois pendant long-temps des esprits supérieurs qui ne savent point, par de vulgaires manœuvres pour lesquelles on profane le nom d'habileté, encenser la foule, capter et arracher ses suffrages ; par une erreur qu'il n'est pas difficile d'expliquer, elle leur substitue de fastidieux copistes, qui usurpent une place dont ils ne sont pas dignes, sacrifient leurs titres, en se parant des brillantes dépouilles dont ils ont l'art de se revêtir. Mais le moment arrive où la renommée s'aperçoit et s'indigne de sa honteuse méprise : elle livre alors à l'oubli ou aux sarcasmes et au dédain ces imitateurs

---

[1] *Voy.* la fable de La Fontaine qui a pour titre : *Le singe et le dauphin.*

Un dauphin prit un singe pour un homme,
Et sur son dos le fit asseoir....
Notre magot prit pour ce coup,
Le nom d'un port pour un nom d'homme...
De telles gens il est beaucoup
Qui, prenant Vaugirard pour Rome,
Parlent de tout et n'ont rien vu...
Le dauphin rit, tourna la tête,
Et l'ayant bien considéré,
Il s'aperçoit qu'il n'a tiré
Du fond de l'eau rien qu'une bête ;
Il l'y replonge, et va trouver
Un *homme* qu'il puisse sauver.

serviles auxquels on avait élevé des autels, et dépose pour toujours une éclatante couronne sur le front rayonnant du génie oublié, dont le nom ne s'effacera plus. Aujourd'hui, comme toujours, dans la littérature, les arts, les sciences, la médecine, nous trouvons, surtout parmi nos prédécesseurs des derniers siècles (XVIIe, XVIIIe, XIXe), que l'histoire a provisoirement jugés, des écrivains supérieurs qui reçoivent de nous tous de justes hommages ; mais il y a aussi, comme dit Bordeu, « bien des singes que l'on prend pour des hommes », et qui reprendront leur place quand on les aura dépouillés de leur manteau. Alors les *hommes véritables* retrouveront le rang que la haine, l'envie, l'ignorance, la ruse, d'injustes préventions leur ont enlevé ; alors un Hippocrate, un Aristote, un S. Thomas, un Descartes, un Bossuet, etc., s'élèveront plus haut ; alors un Stahl, un Bordeu, un Barthez seront pour toujours jugés et vengés.

Dans cette œuvre de réparation si importante pour le progrès, aucune époque ne peut être comparée à la nôtre, si remarquable par son retour vers le Spiritualisme pratique vrai ; par sa puissance historique ; par son indépendance d'autant plus sage qu'elle se trouve surtout dans les rangs les plus élevés, et qu'elle a le sentiment profond de sa force.

2° Barthez n'a point publié, en les signant de son nom, des ouvrages aussi étendus que ceux du grand médecin allemand ; il a embrassé plus que lui, et a cependant encouru le reproche de n'avoir laissé que les aphorismes de sa doctrine, en y joignant quelques modèles spéciaux pour nous montrer l'art de les expliquer [1]. Il est tout aussi peu

---

[1] Barthez l'a fait peut-être pour ne pas enchaîner le génie de ses successeurs. Il a voulu laisser le champ plus libre à son école et à ses disciples, afin de ne point les transformer en trop serviles imitateurs. Il savait que l'on reprochait à Aristote d'avoir imposé son joug à l'esprit humain, de lui avoir enlevé sa plasticité propre, le génie créateur ; de l'avoir traité comme un enfant auquel on laisse toujours des lisières. Stahl, dit-on, a eu le même tort : aussi leurs écoles ont-elles fourni beaucoup de *singes*, dit Bordeu, *d'imitateurs*, dit De Gérando. Hippocrate, Socrate, Platon, Barthez ont

lu que Stahl (Hippocrate ne l'est guère plus): quoiqu'il ait
écrit habituellement en français, on le connaît et on le
comprend peut-être encore moins (même dans sa patrie)
que le Vieillard de Cos et le Professeur de Halle.

3° On a recueilli toutes les dissertations que Stahl a
composées sous le nom de ses élèves, ou qui ont été faites
sous sa direction. Nous sommes, en France, moins occupés
de la gloire de nos maîtres, et des progrès de notre science
à l'aide des monuments qu'on nous a laissés : on n'a point
montré pour Barthez le zèle dont les écoles allemandes
nous ont donné l'exemple en faveur de Stahl. On n'a pas
même réuni en un seul corps l'ensemble complet de ses
œuvres. Espérons, dans l'intérêt de tous, que l'avenir
réparera les injustices ou les oublis du passé [1].

fait mieux : ils ont fait des *hommes*. « Stahl », dit Lemoine, « n'a eu de vrais
» disciples, de continuateurs, ni en Allemagne, ni en Ecosse, ni ailleurs ; il
» n'en a trouvé qu'à Montpellier. » (Ouv. cité, p. 197.)

« Ce ne sont ni Samuël Carl, ni M. Alberti, ni Coschwitz, ni Juncker, etc.,
» qui ont servi à répandre la doctrine de Stahl en l'éclairant ; ce ne sont pas
» non plus les sectateurs anglais et écossais que rencontra le Stahlianisme,
» qui ont vraiment poursuivi son œuvre ; ce n'est point, enfin, l'adhésion de
» quelques philosophes rêveurs, comme Ch. Bonnet, qui a donné à ce sys-
» tème de la force et de la vie.

» Le Stahlianisme, après la mort de Stahl, n'a vraiment fleuri qu'en
» France, à Montpellier : là s'est rencontrée toute une suite de médecins
» distingués qui se sont inspirés de la doctrine de Stahl ; il semble même
» qu'elle a, pendant un siècle entier, trouvé dans cette ville un asile et une
» patrie, qu'elle fasse tradition parmi les médecins de cette école, que tous
» en respirent l'esprit général comme un air vivifiant...... C'est dans cette
» école que Stahl est compris, admiré comme il doit l'être, c'est-à-dire
» expliqué et souvent corrigé, etc. » (Lemoine, ouvr. cité, pp. 196-197.)

Nous ne transcrivons pas le passage tout entier, il contient de grandes
vérités ; mais il renferme aussi des propositions que nous ne saurions
accepter, ainsi que nous espérons le démontrer plus loin.

[1] M. Lordat est celui qui s'est occupé le plus de propager et de défendre
les doctrines de Barthez, qui n'a pas eu de disciple plus illustre. Donnant
un exemple qui a peu de précédents et qui n'aura pas malheureusement
beaucoup d'imitateurs, il s'est dépouillé pour enrichir son maître, loin de
s'enrichir en le dépouillant. Il a toujours répété que Barthez lui inspirait
tous ses ouvrages, et n'a point voulu qu'on lui fît honneur à lui-même de
ses nombreuses et importantes découvertes. Cependant des hommes comme

Notre grand Bordeu a-t-il toujours été juste envers Stahl et Barthez? N'a-t-il pas regardé quelquefois notre illustre chancelier, qu'il précéda de peu dans notre école, comme un antagoniste et un rival de gloire? N'est-ce point à lui, comme à Stahl, que s'adresse une phrase déjà citée : « Le » rêve animiste de Stahl, rêve d'un magnifique génie, peut » jeter les esprits médiocres dans un labyrinthe de recher- » ches et d'idées purement métaphysiques, dans lesquelles » l'école de Montpellier eût été infailliblement entraînée, » sans la prudence de De Lamure, etc. » Stahl et Barthez, nous l'avons déjà vu, avaient répondu victorieusement à cette objection, qu'on leur adresse toujours et qu'on nous répète sans cesse d'une manière aussi fastidieuse que triviale ; ce qui suppose une insigne mauvaise foi ou une ignorance absolue, non-seulement des principes, mais des mots même qui traînent sur les bancs de la philosophie naturelle la plus vulgaire : *In triviis vulgaribus et scholarum scabellis*, comme le répète Stahl.

Broussais, l'un de nos principaux adversaires, avait, dit Peysse, « l'esprit du monde le plus anti-philosophique. » Un talent supérieur ne dispense pas d'étudier, et devrait rendre assez prudent pour ne point enseigner ce que l'on ne

lui doivent à eux-mêmes et à leur nature beaucoup plus qu'à ceux qui les ont enseignés. Comme Barthez, M. Lordat a ses œuvres et son génie, qui sont bien à lui. Malgré tous ses efforts pour nous montrer entre notre chancelier et lui une distance que nous ne saurions apercevoir, nous restons convaincu qu'il a aussi un genre de talent des plus élevés et un vaste domaine scientifique qui lui appartiennent exclusivement et qui sont tout aussi remarquables. Son dévouement et sa modestie expliquent une erreur sur son mérite, d'autant plus honorable qu'on en trouve peu d'exemples ; mais nous le connaissons trop bien et nous l'apprécions trop pour souscrire là-dessus à son opinion. — M. Bayle a publié une édition compacte du *Traité des maladies goutteuses;* M. Barthez, l'un des médecins les plus distingués de Paris et petit-neveu du professeur de Montpellier, dont il porte dignement le nom, vient de donner une belle édition des *Nouveaux éléments de la science de l'homme,* auxquels il a joint plusieurs autres opuscules du même auteur. Nous regrettons qu'il n'y ait pas ajouté une introduction et des notes; personne n'aurait pu faire mieux que lui.

connaît point, parce que l'on ne l'a pas appris. Quand Broussais, imitant le poëte dont parle Boileau,

Huant la métaphore et la métonymie,
Grands mots que Pradon croit des termes de chimie,....

reproche à tous les médecins de faire de l'*ontologie*, sans se douter que ce mot désigne la philosophie première, c'est-à-dire la science des causes, des principes et des lois; il est jugé, philosophiquement parlant. Sous ce rapport, cet observateur, si éminent quand il ne regarde point à travers le prisme d'un système qu'il a emprunté à Chirac, et quand il écrit la première édition de ses *Phlegmasies chroniques*, rappelle tout-à-coup l'apologue du bon La Fontaine, prend le Pirée pour un de ses amis, et couronne une vie brillante et utile par une chute, qu'il a, au reste, su rendre grande et profitable pour la science, par les luttes qu'elle a suscitées. Le sol, profondément fouillé par ses disciples et ses adversaires, est devenu bien plus fécond. Mais faut-il nécessairement que nos batailles, comme celles des conquérants, coûtent si cher à l'humanité? Tous nos progrès, en tout genre, doivent-ils, comme le dit J. de Maistre [1], coûter à l'homme de sanglants sacrifices? Sans être aussi optimiste que Leibnitz, nous sommes moins pessimiste que l'illustre auteur des *Soirées de Saint-Pétersbourg*, et nous ne pensons point que le fer et le feu soient seuls l'instrument de la civilisation. Laissons au paganisme, à l'islamisme, au boudisme, etc., ce dogme et celui de la fatalité: le Spiritualisme chrétien est moins sombre, plus doux, plus consolant, parce que, seul, il est divin, et par conséquent entièrement vrai. Cette doctrine, au point de vue de la philosophie, de l'histoire, de la raison, de l'expérience, de la médecine, qui forment un tout inséparable, est celle de notre école, comme elle est celle que l'huma-

[1] Ouvr. cit.

nité trouve dans sa conscience intime quand elle veut et sait l'interroger. Du reste, notre école n'en réclame ni le monopole ni l'invention ; elle est éminemment française, parce que la France est la sentinelle avancée de la civilisation. Si nous la défendons avec une énergie plus grande, plus soutenue, plus constante, c'est que, cherchant à accueillir le progrès de quelque côté qu'il vienne (du présent comme du passé), à accepter toute vérité, en lui demandant ses titres plutôt que son origine, nous défendons les traditions justes et grandes, avec d'autant plus d'ardeur qu'elles sont plus anciennes, et que tous les siècles les ont respectées. Une période centenaire n'est rien dans la vie humanitaire, et l'humanité entière est moins sujette à l'erreur qu'un homme ou même qu'une époque, quelque grands qu'ils puissent être.

Bordeu le savait aussi bien que Stahl et Barthez : élève de Montpellier, il était disciple de Cos, défenseur de l'éclectisme vrai, tout à la fois traditionnel et progressif. «Mélant», nous dit-il, «et combinant les faits et les assertions avérées » dans chaque secte, dans chaque opinion principale, dans » chaque parti, nous avons tâché d'arriver à une suite de » principes propres à expliquer les phénomènes de la vie, etc., » en essayant d'imiter l'abeille, qui compose son miel des » sucs combinés de diverses fleurs [1]. »

Bordeu savait très-bien apprécier la métaphysique bien entendue, à propos de laquelle Descartes disait : «Il y a » quelque chose au-dessus de la géométrie (des mathémati- » ques) : c'est la *métaphysique* de la géométrie, et c'est là » tout [2]. »

---

[1] Bordeu, *Malad. chroniq.*, T. II, p. 1025.

[2] *Voy.* là-dessus *Études sur Fontenelle*, par M. Flourens. — Ce savant éminent, membre de l'Académie des sciences et de l'Académie française, élève de notre école, a été, dans ces derniers temps, soumis à des critiques qui montrent qu'on cherche à oublier les services qu'il a rendus, et que nous n'honorons pas toujours, comme nous le devrions, les hommes qui font

Le philosophe de La Haye (en Touraine) a écrit ailleurs ces lignes remarquables : « Il y a un cinquième degré pour » parvenir à la sagesse, incomparablement plus haut et plus » assuré que les quatre autres : c'est de chercher les pre- » mières causes et les vrais principes dont on puisse déduire » les raisons de tout ce qu'on est capable de savoir ; ce sont » particulièrement ceux qui ont travaillé à cela qu'on a » nommés philosophes [1]. »

Cette science est justement la métaphysique. Ici Bordeu et Barthez se rencontrent avec Stahl et Descartes, parce que ce dernier parle comme Hippocrate, Platon, Aristote, Sénèque, Scaliger, etc., ainsi qu'on peut le voir par la dissertation toute entière : *De philosophiâ Hippocratis*, dont nous nous sommes attaché à faire ressortir quelques traits saillants et sur laquelle nous aurons à revenir par la suite.

le plus honneur à notre art. Comment obtiendrons-nous l'estime que nous devons espérer, si nous sommes les premiers à frapper ceux d'entre nous qui ont su mieux la mériter ?

[1] Descartes, préf. des *Princip. de la philos.*, p. 276 ; édit. du Panthéon.

ARGUMENT

DE LA DISSERTATION MÉDICO-PHILOSOPHIQUE ET CRITIQUE

ayant pour titre :

DE LA NÉCESSITÉ D'ÉLOIGNER DE LA DOCTRINE MÉDICALE
TOUT CE QUI LUI EST ÉTRANGER.

Notre vie est si courte, l'art médical est si long, il exige tant de temps pour en apprendre les principes et pour parvenir à les appliquer, qu'il est indispensable d'examiner avec soin quels sont les points principaux qui le concernent d'une manière directe, quels sont ceux qui lui sont plus ou moins étrangers.

L'esprit humain a, par sa nature même, un si vif désir de connaître toute chose, que chacun est disposé à sortir de son domaine spécial, et à employer ses moments les plus précieux à des recherches relatives à des objets qui s'éloignent beaucoup du champ qu'il devrait parcourir. Il y a plus : on prend souvent pour base de la science que l'on cultive, des sciences qui lui sont complètement étrangères et dont le génie est tout différent. Ce défaut est si commun, il s'est tellement rencontré dans tous les temps, que l'on peut se demander s'il ne tient point au caractère propre des sciences si étroitement unies entre elles qu'on ne peut guère les séparer, et si l'on doit accuser cette méthode qui tend à les unir toutes au lieu de les distinguer.

Remarquons cependant que la marche suivie par les physiciens et les médecins, depuis les temps les plus anciens, présente deux défauts manifestes : le premier, c'est que l'on s'est souvent perdu dans des abstractions trop éloignées de la réalité, au lieu de s'occuper directement des choses qui tombent sous nos sens ; le second, c'est que, se jetant dans un vice opposé, l'on a étudié trop exclusivement le matériel des choses, en négligeant les forces motrices qui existent dans le monde, et le but vers lequel elles tendent : alors on n'a vu que des rapports mécaniques, et l'univers ne s'est montré que comme une machine ordinaire dont il suffit de connaître les rouages.

Pour ne pas sortir de la profession à laquelle nous avons consacré notre vie, rappelons ce vieil adage, qui pourrait servir-à fixer les limites de l'art médical : «La médecine commence là où la physique »finit.» Cet axiôme est très-vrai d'une manière générale, mais il devient inutile tant que les limites qui séparent le médecin du physicien ne sont pas exactement tracées. On ne peut point alors classer les diverses sciences d'après leurs rapports précis avec la nôtre. C'est là, je l'avouerai, ce qui me causa un grand embarras dès mon début dans la carrière médicale.

J'en éprouvai un second, qui ne fut pas moins grand, lorsque j'entendis répéter sans cesse, autour de moi, qu'une excellente théorie ne conduit point à une pratique heureuse ; lorsque je vis surtout que les médecins-cliniciens, allant plus loin que le vulgaire, affirmaient, qu'au lit du malade, il fallait oublier tout ce qu'on avait appris dans les écoles, et faire ordinairement le contraire de ce qu'on y enseignait. Je ne pouvais comprendre que, pour nous, l'expérience fût, tout juste, complètement opposée à la raison. Je concevais bien que certaines théories, qui me paraissaient fausses, dussent être funestes quand on venait à les appliquer; mais il me semblait impossible qu'une théorie lumineuse et vraie, fondée sur l'expérience unie à la raison, dût nécessairement conduire à une pratique meurtrière. Ces motifs ont frappé beaucoup d'auteurs qui se sont livrés à bien des recherches pour éclaircir ce mystère : de là sont nées des théories nouvelles et des découvertes modernes. Mais ont-elles été meilleures, ont-elles conduit à de plus heureux résultats ? Nous ne le pensons pas.

La source du mal, c'est toujours l'étude trop prolongée d'objets étrangers à ceux dont on devrait surtout s'occuper. Les physiciens ne sortent point de la matière dépouillée des forces motrices qui l'animent. Les médecins, à leur tour, s'arrêtent à l'examen du corps, considéré surtout dans la matière qui le constitue; ils cherchent à deviner les lésions qui peuvent être la conséquence de sa nature anatomique, plutôt que celles dont l'observation clinique montre la fréquence et la réalité ; ils ne s'appliquent point aux méthodes curatives dont l'expérience démontre l'efficacité.

Ce premier aperçu donna un peu de calme à mon esprit. Je vis alors dans quel sens devaient être dirigées mes explorations, et je me posai avant tout les questions suivantes : 1º Quels sont, médicalement et thérapeutiquement parlant, les secours que l'on peut attendre, pour une bonne théorie, des diverses branches des connaissances humaines, l'anatomie et la chimie, par exemple ? 2º Quelle différence y a-t-il entre un mécanisme et un organisme ? 3º Quels sont les distinctions et les rapports d'un mixte vivant et d'un mixte inorganique ? 4º Qu'est-ce que la vie ? Voici, en peu de mots, quelles furent mes conclusions.

I. L'anatomie minutieuse, celle qui s'occupe de la structure intime des tissus, est-elle indispensable ou absolument nécessaire à l'homme de l'art, considéré dans ses fonctions purement médicales ? Je déclare que non ; mais il faut bien me comprendre. Je suis loin de mépriser cette anatomie délicate, considérée comme une science distincte ; je ne veux point qu'on la néglige, mais je ne puis point admettre qu'elle fasse partie intégrante de l'art médical. Le praticien qui aurait employé un temps très-long à ces recherches si minutieuses, n'en aurait pas assez pour les travaux vraiment pratiques ; il contracterait des habitudes simplement anatomiques, expliquerait tout par des lésions de ce genre, et se croirait un grand médecin parce qu'il serait un anatomiste distingué.

II. Mes déclarations, par rapport à la chimie, sont encore plus formelles. Jusqu'à présent on n'a pu trouver aucun lien naturel et vrai entre les théories chimiques et les théories médicales. Jusqu'ici tout ce qu'on a écrit à ce sujet ne concorde nullement avec le caractère et le génie de la vitalité humaine, et les explications qu'on a essayées, pour rendre compte des transformations aussi variées que faciles qui se passent dans nos humeurs, ne sont en rapport ni avec les vérités chimiques, ni même avec les hypothèses que l'on a imaginées. Quelle est la valeur de toutes ces fables qui plaisent tant à la multitude, et dans lesquelles on nous parle de la coagulation de nos humeurs par les acides, de leur colliquation par les alcalis, de leur stimulation par des acrimonies sulfuréo-salines, de tant d'innombrables fermentations ? Que penser de ces acides hémicranique, ophthalmique, odontalgique, pleurétique, etc., de tous ces vagues produits dont on infecte l'économie vivante ?

L'étude de la fermentation peut vraiment être utilé, mais il faut la considérer sous un autre point de vue que celui sous lequel on l'a envisagée jusqu'à ce moment. Tenons-nous en garde contre toutes ces témérités, et cependant voilà ce que la chimie a fait par le passé, ce qu'elle fait encore aujourd'hui, ce qu'elle fera toujours.

III. Pour avoir une idée exacte de l'organisme humain, il faut savoir en quoi un organisme diffère d'un mécanisme; par quel procédé le premier se transforme dans le second, sous l'impulsion et la direction de la force vitale, à l'aide de laquelle il devient un instrument dont elle se sert pour atteindre un but déterminé.

IV. Les anciens ont rendu un véritable service en établissant, d'une manière solide, qu'il y a une différence marquée entre un mixte inorganique et un mixte vivant; mais, cette différence, ils n'ont pas su la découvrir dans ses causes intimes; sous ce rapport, ils se sont livrés à de véritables rêveries sur le mélange et l'association des quatre corps élémentaires et de leurs qualités. Les modernes ont été moins heureux encore, quand ils ont voulu tout expliquer par la structure des parties, par les rapports physiques de leurs molécules intégrantes, par leur forme, leur volume, etc.

V. Aucun d'eux ne nous a dit ce que c'est que la vie. Quelques-uns assurent qu'elle consiste dans un mouvement, mais cette définition est très-vague : quelle est sa nature, quelles sont ses diverses espèces? Il est un principe fondamental auquel on n'a fait nulle attention. La vie organique consiste surtout dans la nutrition, c'est-à-dire dans un acte par lequel les molécules usées et vieillies se séparent sans cesse des molécules voisines et sont expulsées, pour être remplacées par des molécules revivifiées qui entrent dans de nouvelles combinaisons. Les éléments constitutifs des corps vivants doivent donc avoir une grande mobilité, des affinités peu énergiques; ils doivent tendre à se séparer sans cesse, à se corrompre (*cum-rumpere*). Or, cette corruption matérielle, toujours en puissance, passe difficilement en acte. C'est la force vitale qui enchaîne les parties, qui s'oppose à leur séparation, à leur dissolution par les forces chimiques ordinaires, et telle est la fonction principale de la vie organique. Ce point de vue est celui qui domine l'anthropologie médicale. Cette force enchaînante et conservatrice doit être plus

7

grande dans les fluides vivants, dont les éléments sont moins fixes. Ce n'est pas seulement par un mouvement général vague et indéterminé, ce n'est pas même simplement par la circulation générale considérée mécaniquement, que cette conservation s'accomplit; elle a lieu surtout par une distribution convenable du sang dans l'intimité des organes, par les sécrétions et les excrétions.

C'est ainsi que la santé se maintient; c'est par des modes analogues que la nature ou le principe animateur travaille à guérir les maladies : aussi la théorie qui repose sur ces bases, et qui est la vraie, s'applique également à la physiologie, à la pathologie et à la thérapeutique.

La force médicatrice parvient à mûrir les humeurs morbides, à en séparer et en excréter les éléments nuisibles, plus facilement et plus souvent qu'à faire subir aux parties des transformations profondes.

Ces derniers actes (de transformation profonde) s'obtiennent rarement, péniblement, d'une manière souvent imparfaite, très-laborieuse et très-lente.

Cette marche si raisonnable, si simple, que suit la nature, a été imposée et réglée par la Sagesse Suprême; elle est bien supérieure à ces mouvements tumultueux et sans ordre que la folie humaine a voulu lui substituer. C'est cette thérapeutique naturelle et spontanée, ce cours régulier que suit la force vitale médicatrice, quand elle n'est point dérangée par des aberrations ou des circonstances particulières, qu'il faut avoir soin d'étudier, pour saisir, autant qu'on le peut, des indications, des tendances que l'observation de la nature même nous fournit, et que nous devons autant que possible nous efforcer d'imiter. C'est ce qui nous explique les succès obtenus par nos prédécesseurs, généralement supérieurs à ceux que nous offre la pratique moderne, bien que nous ayons dans nos mains des moyens médicateurs beaucoup plus nombreux et plus puissants que ceux dont ils pouvaient disposer.

ARGUMENT

Cet opuscule de Stahl a une grande valeur philosophique et médicale. Toutes les propositions qui le constituent sont unies par de remarquables liens logiques; il importe de bien en saisir l'enchaînement. Le but principal de l'auteur est de montrer la différence qui existe entre un simple mécanisme et un organisme; de prouver que, chez tous les êtres vivants, le corps n'est qu'un organe, un instrument fait pour un principe supérieur, incorporel; pour une âme qui le dirige tout entier; qu'il en est de même pour l'homme, bien que son âme ne soit pas un principe simplement incorporel, et qu'elle constitue de plus, et par-dessus tout, une substance spirituelle, douée, comme tous les esprits, d'intelligence, de volonté, de liberté. Fidèle à la marche adoptée jusqu'ici dans nos arguments, nous laisserons parler Stahl, en nous servant, dans plus d'un cas, de ses phrases mêmes.

Le désir insatiable de science est ce qui caractérise l'homme : c'est lui qui nous révèle sa véritable nature. Par sa volonté, il fait effort pour atteindre la science, pour s'emparer non-seulement des sciences particulières, mais de la science universelle : cet effort est d'autant plus puissant, que sa volonté s'exerce avec plus d'énergie et de liberté. Deux facultés le conduisent à la science : l'entendement et la volonté. Le mécanisme intime de l'acte intellectuel, de l'intellection, œuvre de l'entendement, nous échappe; nous sommes plus heureux par rapport au mécanisme des actes volontaires. L'étude approfondie de ces actes et de leur principe est le moyen le plus sûr que nous possédions pour pénétrer, autant qu'il est en nous, dans l'essence intime des objets qu'il nous est permis de connaître.

Cette étude a déjà été faite avec soin par les anciens, plus habiles observateurs que nous ne le pensons, et dont les écrits sont trop négligés. Démocrite et Épicure, tout sensualistes qu'ils sont, nous ont transmis les résultats de ces travaux ; ils les ont empruntés à leurs prédécesseurs, mais ils les ont altérés.

Malgré ces importantes recherches, et bien qu'on ait indiqué la véritable route (la méthode que nous devons suivre), on n'est pas allé bien loin : on a des notions encore confuses sur les rapports généraux des choses, sur leurs essences génériques; on ne sait presque rien sur leurs rapports et leurs essences spécifiques. En d'autres termes, les sciences mathématiques et physiques, qui considèrent les choses sous le point de vue de la quantité, du nombre, de la figure, des qualités physiques extérieures, sont peu avancées; les sciences chimiques, qui s'occupent de leurs qualités intimes, de leurs combinaisons, de leurs mélanges, sont tout-à-fait dans l'enfance. On s'est livré à des analyses quantitatives, on a négligé les analyses qualitatives; la partie iatromécanique et iatrochimique de la médecine, moins importante que la partie biologique et psychologique, laisse beaucoup à désirer. Que peut-on espérer des sectes iatromécaniques et iatrochimiques, qui veulent faire de la médecine entière une branche de cette mécanique et de cette chimie si imparfaitement connues, réduites jusqu'ici à épeler et à balbutier les principes fondamentaux qui les constituent?

Veut-on reconnaître la vérité de cette proposition? Examinons les notions les plus simples. Avons-nous, par exemple, une connaissance précise, claire, distincte, adéquate de ce que nous nommons l'agréable? Dans cette notion, tout est obscur et confus : nous la sentons instinctivement, nous n'en avons point analysé, distingué les éléments intimes et constitutifs.

Partout, les essences génériques ont seules fixé notre attention; elles sont pourtant couvertes d'un voile qu'il faut soulever: quant aux essences spécifiques, dont l'intérêt est bien plus grand, nous les avons à peine signalées.

Ceci nous explique pourquoi nous *entendons* si peu ce que c'est qu'un organisme, et cependant le premier objet de la médecine, c'est de connaître l'organisme humain. Tâchons donc d'arriver sur ce sujet à des connaissances plus précises.

Les anciens avaient compris l'importance de cette notion, et c'est pour cela qu'ils s'étaient efforcés de déterminer ce que l'on doit entendre par hasard, destin, fatalité. Nous ne croyons point à l'empire du hasard, de la fatalité; la *prévoyance*, la *providence* d'un principe, d'une intelligence, d'un être suprême, se montrent partout, et cependant il y a des choses où son action se manifeste d'une manière moins évidente, où des circonstances que nous appelons fortuites nous paraissent avoir une plus large part. Frappés de ce fait, de cette apparence, les anciens ont abusé de ce prétendu hasard, de cette fatalité; ils ont cru qu'il jouait un trop grand rôle dans le domaine du monde purement physique, et n'ont pas reconnu les hautes lois expérimentales positives qui le dirigent; ils les ont à peine cherchées, parce qu'ils ne croyaient guère à leur existence : aussi les ont-ils faiblement ébauchées.

Il est important d'établir une distinction entre la destination spéciale, supérieure, bien déterminée de certains êtres, et l'élan impétueux, plus fortuit de certains autres. Il ne faut pas croire que la Providence porte une attention du même genre sur l'agrégation des molécules d'un caillou, ou sur la combinaison de celles d'un sel, et sur les actes d'un être hiérarchiquement plus élevé (sur les œuvres morales humaines, par exemple, sur les opérations de son intelligence et de sa volonté).

Les Épicuriens n'ont pas vu tout cela; ils n'ont point compris que les choses même les plus minimes sont soumises à l'empire de l'homme, qu'elles obéissent docilement pour ses besoins à sa persévérante industrie; que, par la connaissance de ces hautes facultés et du pouvoir qu'il exerce sur elles, l'homme parvient à la notion d'une intelligence, d'une volonté, d'une puissance suprême qui dirige l'univers, comme il dirige lui-même ce qu'il peut atteindre et modifier, avec cette supériorité et à cette distance infinie qui sépare l'homme de celui qui l'a créé.

Cette pensée, beaucoup trop vague chez les anciens, excita chez eux une profonde admiration : les uns déclarèrent qu'il était téméraire d'aller plus loin; des choses aussi sublimes, dirent-ils, ne nous regardent point; d'autres se bornèrent à affirmer qu'il fallait modérer l'élan de notre curiosité et limiter nos recherches. Tout en nous imposant une sage réserve, nous pouvons cependant, par des voies légitimes, à l'aide d'une bonne méthode, nous élever très-haut dans le domaine de la vérité. N'oublions point que, pour la saisir, il ne suffit pas de déterminer les causes efficientes; il faut aussi apprécier le mode générique et surtout spécifique de leur action, ainsi que le but final (général et particulier) pour lequel les choses ont été instituées. Abordons maintenant notre sujet principal.

On parle beaucoup aujourd'hui de mécanisme; on y ramène tout : l'univers, dit-on, et les êtres variés qui le composent ne sont que des machines plus ou moins grandes, plus ou moins compliquées. Pour les matérialistes, elles marchent toutes seules, sans direction déterminée ; pour les autres, ce sont des automates que Dieu dirige entièrement, dans leurs moindres détails : les animaux sont de purs automates, les hommes ne semblent guère privilégiés sous ce rapport; Dieu lui-même n'est, d'une certaine façon, qu'un grand musicien, un grand organiste ; le monde et tout ce qui le constitue est l'instrument où il souffle et dont il joue, la machine qu'il dirige par une espèce d'incorporation intime (panthéisme).

D'où viennent ces idées si étranges, même au point de vue du simple sens commun, et après un examen superficiel ? De la manière peu exacte dont on conçoit un mécanisme ; de l'oubli que l'on fait des organismes et des éléments qui les caractérisent.

Qu'est-ce qu'une machine ? C'est un assemblage de parties, de pièces réunies entre elles, de manière à agir les unes sur les autres, et à constituer un organisme en puissance : cette machine devient un organe, un instrument, et passe, du mécanisme, à l'organisme en acte ou effectif, quand elle tend vers un but déterminé, en suivant l'impulsion volontaire et raisonnée d'un principe intelligent.

Ainsi, un ruisseau, un fleuve est une sorte de mécanisme ; empruntez-lui une chute d'eau à laquelle vous adaptez un moulin, vous avez une espèce d'organisme : une horloge qui n'est point montée ou qui manque de cadran est un mécanisme ; dès qu'on la monte et qu'elle marque l'heure, elle devient un organe, un instrument, un organisme fait par l'homme.

On voit par là ce que c'est qu'un instrument, un organe ; ce que sont une cause instrumentale *(τό facere)*, une cause efficiente *(τό efficere)*, une cause finale ; ce que c'est qu'une raison, ou un mode formel, intime, spécial. Dans un organisme, il ne faut donc pas séparer le mécanisme, l'instrumentation, de l'agent qui le met en jeu, du but qu'il doit atteindre : sans le musicien, sans le mécanicien, sans le but, la partie matérielle d'un organisme ne constitue pas long-temps un véritable organisme ; elle cesse bientôt d'agir et même d'exister.

Ainsi, une horloge se dérange ou s'arrête quand le mécanicien ne s'en occupe plus : ainsi, le monde rentrerait bientôt dans le chaos et s'anéantirait, s'il était séparé de Dieu, si l'Être Suprême cessait de le maintenir, de le soutenir par sa puissance et sa volonté.

Stahl cite un grand nombre d'exemples pour développer sa pensée et la rendre plus claire et plus précise.

Les machines, dit-il en continuant, sont donc construites pour atteindre un certain but, pour accomplir une fonction ; elles le font sous la surveillance d'un directeur. Par leur étude, on peut se faire déjà une idée de ce que c'est qu'un organisme.

Les êtres purement physiques qui se trouvent distribués dans l'univers, présentent un mécanisme que l'on peut (par métaphore) appeler un organisme physique, un pseudo-organisme, sans oublier qu'il ne faut point alors attacher à ce mot un sens trop rigoureux, puisque l'on prendrait ainsi l'univers physique pour un véritable animal. La recherche des causes efficientes, et même des causes finales, est d'une grande utilité pour ceux qui veulent bien connaître ce que sont les organismes. Tout en appréciant la valeur des causes finales, sachons bien dans quel sens on doit essayer et accepter cette recherche. Il n'est pas nécessaire de poursuivre avec une inquiète sollicitude les causes finales universelles, mais on doit s'attacher avec soin aux causes finales spéciales : ce sont elles qui servent à classer les êtres d'après leurs différentes espèces. C'est ainsi qu'on arrive à distinguer les êtres purement physiques, de ceux qui sont vivants et offrent de véritables organismes. Ces derniers ont en eux-mêmes un principe spécial, vivificateur, une force vitale, une âme qui met en jeu et dirige leur organisme instrumental; les caractères spécifiques de ces âmes distinguent les êtres vivants si nombreux qui peuplent l'univers.

Jetons un coup-d'œil sur les questions relatives à l'âme des bêtes.

On refuse le jugement aux brutes; on leur accorde néanmoins ce genre de mémoire qui régit le corps. Stahl réfute, par des preuves irrésistibles, l'opinion si accréditée de son temps, que les bêtes ne sont simplement que de pures machines. Il termine ainsi son argumentation : Il suffit d'avoir combattu solidement une doctrine aussi étrange; si l'on y insistait trop, on envelopperait dans le ridicule qui frappe de lui-même d'aussi vaines hypothèses, les savants d'ailleurs très-honorables qui les ont soutenues, et qui ont proposé sérieusement des rêves enfantés par une imagination sans règle et sans mesure.

Le Professeur de Halle applique enfin tous les principes qui précèdent à l'âme humaine : il montre que celle-ci est faite pour être unie à un corps dont elle est le principe animateur, et qui lui sert d'instrument. Il développe, à cette occasion, toutes les idées fondamentales d'une psychologie plus lumineuse dans son ensemble que toutes celles qu'on nous enseigne aujourd'hui.

Les animaux, dit Stahl, ont une sorte de mémoire imaginative, une espèce de jugement *(vis æstimativa)*, étonnant dans certains cas, ainsi qu'on le voit chez les pigeons distinguant et retrouvant leur demeure ; mais ils n'ont ni entendement vrai (celui des idées générales), ni mémoire intellective, ni jugement véritablement réflexif, ni rationalité (raison raisonnante, λογισμός). L'âme humaine, au contraire, possède tout cela ; elle a des opérations propres, qu'elle accomplit par elle-même sans le corps : ce sont les actes intellectuels. *Anima humana intelligendi fine existit, ut res suas verè per se, absolutè proprias habeat.* Par là, elle s'élève à la connaissance d'un architecte universel unique, d'un seul Dieu. Cet acte prodigieux, inimitable, est le plus grand de tous ceux qui s'accomplissent dans l'univers : *Actus stupendus, inimitabilis, agnitio unius artificis, majoris est dignitatis, quàm quodcumque in toto reliquo orbe invenitur.* (*Voy.* § LXXXIII.)

La psychologie de Stahl est d'autant plus irréprochable, qu'elle se trouve en parfaite harmonie avec celle de l'Église, telle que nous la trouvons dans S. Paul, S. Augustin, S. Thomas, etc., etc. Elle est d'autant plus exacte, qu'elle concorde avec la philosophie la plus positive, la plus vraie, avec ce que nous montre l'observation journalière de l'homme sain et malade. C'est ce que nous espérons prouver dans nos réflexions, et dans toutes les études physiologiques et pathologiques renfermées dans cet opuscule si court et pourtant si précieux.

ARGUMENT

DU TRAITÉ SUR LA VÉRITABLE DISTINCTION A ÉTABLIR ENTRE
LE MIXTE ET LE VIVANT DANS LE CORPS HUMAIN.

I. Les quatre traités : *De philosophiâ Hippocratis*, *Parœnesis*, *etc.*, *Disquisitio de mecanismi et organismi differentiâ*
et *De verâ diversitate mixti et vivi*, se lient si étroitement, que
nous devons dire quelques mots sur les trois premiers avant de com-
mencer l'argument du quatrième.

1° Dans le fragment *De philosophiâ Hippocratis*, Stahl a montré
la valeur de la philosophie païenne, qui est portée à son plus haut
degré de perfection dans Hippocrate ; de sorte que Galien a pu dire :
« La philosophie naturelle (φυσιολογία) hippocratique l'emporte sur
» celle de l'académie, du lycée et du portique. [1] » Mais le médecin
philosophe chrétien peut faire mieux aujourd'hui, en greffant la philosophie de Cos sur la philosophie médicale chrétienne ; il peut arriver
ainsi jusqu'au sanctuaire, jusqu'au seuil de la théologie : cette pensée
donne la clef de l'œuvre que Stahl a entreprise. Ceux qui savent tout
ce qu'il y a de vrai, de profond, de scientifique dans la philosophie
du christianisme, telle que l'ont comprise les S. Augustin, les
S. Thomas, les Bossuet, et les savants les plus éminents du
XVIIe siècle (qui ont fondé les sciences mathématiques, physiques,
chimique et zoologique modernes), concevront aisément ce qu'a pu
faire le génie de Stahl, en mettant en usage ce puissant instrument,
cette large méthode que Bacon et Descartes lui-même ne nous ont
exposée que par fragments et d'une manière incomplète.

Nous avons ainsi une première notion sur le point de départ et sur
la Méthode Stahlienne ; nous l'exposerons par la suite : nous en
trouvons l'application dans les traités qui suivent celui-ci.

---

[1] Κατὰ τὸν Πλάτωνα, καὶ κατὰ τοὺς ἐκ τοῦ περιπάτου, καὶ κατὰ τοὺς
ἐκ τῆς Στοᾶς, ἡ Ἱπποκράτους νικᾷ φυσιολογία. (Galien, *Meth. med.*)

2º Dans le *Parænesis*, *etc.*, Stahl expose les motifs qui l'ont engagé à tenter une réforme totale dans la médecine mécanico-chimique si vivement préconisée à son époque; il a voulu mettre l'anthropologie spéculative ou théorique en rapport avec l'anthropologie pratique, et refaire ainsi la psychologie, la physiologie, la pathologie, l'hygiène, la thérapeutique naturelle et artificielle, vitalement et moralement. Pour atteindre ce but, il a distingué d'abord le mécanisme de l'organisme; puis il a montré chimiquement les différences intimes d'un organisme vivant et d'un agrégat qui ne vit pas ou que la vie a abandonné; enfin, il s'est demandé : Qu'est-ce que la vie? Quelle est son essence? Quel est son principe? Toutes ces questions, solidement touchées, ne sont point approfondies; il va les reprendre avec plus d'étendue et plus de clarté dans les deux traités suivants. Si Stahl n'a présenté qu'une ébauche de sa doctrine dans le *Parænesis*, c'est que son objet principal, dans cet ouvrage, était surtout de montrer aux médecins que notre science est trop vaste, pour que la plupart d'entre eux puissent consacrer un temps précieux à l'étude approfondie de sujets intéressants d'ailleurs, mais étrangers au but fondamental et suprême de l'art médical.

3º Dans le traité : *Disquisitio de differentiâ, etc.*, l'auteur s'occupe particulièrement à prouver que, dans un organisme vivant, on trouve toujours un principe organisateur, vivificateur, une âme qui en est l'élément actif le plus important; qu'en s'attachant seulement à l'examen, même très-minutieux, du matériel de l'instrumentation, on ne parvient point à se rendre compte d'une manière exacte des opérations qui s'y passent, et l'on ne peut point le ramener, par les voies les plus sûres et les plus efficaces, à un mode normal quand il s'en est écarté. Sans la connaissance expérimentale complète du dynamisme qui dirige l'instrument organique, toute physiologie, toute pathologie, toute thérapeutique deviennent illusoires, imparfaites ou fausses.

Stahl prouve que, chez l'homme, c'est l'âme raisonnable qui, par les facultés dont elle est douée, réalise tous les phénomènes moraux, intellectuels et vitaux.

C'est dans le § XC qu'il commence à établir sa distinction fondamentale entre le λόγος et le λογισμὸς.

4º Dans l'opuscule : *De verâ diversitate corporis mixti et vivi*, il va faire usage de ses connaissances en chimie, si supérieures à celles de ses contemporains : il entre dans le cœur de son sujet.

II. Jusqu'ici, nous dit Stahl, l'on n'a pas nettement distingué les *mécanismes* des *organismes physiques;* ceux-ci, des *organismes vivants;* ces derniers, les uns des autres. Mais l'on est peut-être encore moins avancé relativement aux différences qui séparent les agrégats physiques des *mixtes* du même genre; ceux-ci, des mixtes organiques et vivants; le mixte végétal, du mixte animal; le mixte animal, du mixte humain : ce sont les abords de la science médicale que nous trouvons encombrés des plus dangereuses erreurs.

III. Cette confusion tient à une pensée radicalement fausse et généralement répandue : on croit presque partout que la matière réelle, créée par Dieu, est uniforme et divisible à l'infini. Il n'en est rien; on ne peut douter qu'il existe des *atomes* variés, principes élémentaires, indivisibles et insécables, véritables éléments primitifs que les agents physiques et chimiques ne peuvent ni diviser ni séparer : ces éléments sont hétérogènes, assez nombreux sans doute et doués de propriétés distinctes.

Il faut donc en revenir à l'*atomisme*, non point tel que les anciens nous l'ont donné, mais tel que doit le faire la science nouvelle. Les propriétés physiques (figure, grandeur, etc.) des petites particules matérielles, si celles-ci ne différaient que par ces circonstances, ne pourraient suffire pour expliquer les propriétés intimes des corps. Au-dessus et à côté des forces et des lois physiques il y a des forces et des lois chimiques. La chimie est une science distincte, la physique ne saurait la remplacer; elle doit respecter son domaine, quoi qu'en dise le physico-chimisme de nos jours.

La physique, bien interprétée, indique l'existence de ces atomes chimiques individuels; la chimie seule la démontre. Stahl établit ces propositions par des expériences irrécusables; il sépare ainsi la chimie de la physique, et lui assigne son domaine propre.

IV. Un mixte, comme l'a prouvé Bécher, n'est point un agrégat physique; ce dernier peut être formé d'éléments hétérogènes juxtaposés ou unis par des forces physiques, tandis que le mixte est constitué par des éléments combinés, mêlés, fondus en vertu de forces chimiques : *Ubi desinit physicus, incipit medicus.*

Les atomes chimiques échappent à l'œil par leur ténuité ; mais ce sont des corps simples ayant une individualité propre et inviolable : ils sont enchaînés par la force de cohésion chimique, comme les agrégats physiques par les forces attractives de cohésion physique ; sans ces forces, l'univers inorganique se dissoudrait et se réduirait en poussière ou en atomes chimiques plus impalpables, plus insaisissables encore.

Faisons remarquer, en passant, les rapports qui existent entre cette doctrine et les théories physiques et chimiques les plus modernes. Ici apparaît la véritable notion de force, si obscurément ou si faussement présentée même aujourd'hui dans la plupart de nos ouvrages. Les forces physiques et chimiques, pour Stahl, sont des principes incorporels, qui servent de lien harmonique universel entre les molécules matérielles et les empêchent de s'écarter indéfiniment. Peu de personnes comprennent ce que c'est qu'une force ; on se la représente comme une cause corporelle, bien que insaisissable par les sens : c'est là ce qui a conduit à l'admission des fluides impondérables que l'on regarde comme des corps, quoiqu'on ne puisse ni les toucher, ni les voir, ni les peser. Nous aurons à revenir sur cette question, pour montrer la haute portée pratique de la doctrine spiritualiste de la force : c'est en partant de là que Leibnitz l'a soumise aux lois mathématiques du calcul infinitésimal ; c'est là ce qui a fait, avec le concours de la méthode expérimentale, la richesse et la solidité de notre physique moderne. Tous les physiciens du premier ordre parmi nos contemporains, mais ceux-là seuls, sont parvenus à la notion réelle et précise de la force ; tous les autres ne savent point ce qu'elle est, et, par suite, ils ne parviennent jamais à la bien définir [1].

Dans la Théorie Stahlienne, la force est un principe actif imposé aux différents êtres, ainsi que les lois qui la dirigent et que l'expérience constate. La force est *un ordre de Dieu, jussus Dei*, comme dit Van-Helmont ; c'est une chose réelle mais incorporelle, une idée divine, immatérielle comme Dieu, incorporée avec les êtres : elle leur est inhérente ; elle les fait agir conformément à la volonté

[1] *Voy.*, là-dessus, Bordas-Desmoulins, *Du cartésianisme*, et son *Appendice sur la théorie de la substance et de l'infini ; voy.* aussi Lamarle et Cournot sur la *Métaphysique du calcul infinitésimal*, et la logique du P. Gratry sur le même sujet.

divine; elle s'est manifestée, suivant l'expression de Malebranche, au moment où a été prononcée cette magnifique parole *fiat*. Dieu a dit : *Fiat lux,* etc. ; dès cet instant, l'éther créé par lui, entrant en vibration, a produit ces principes animateurs du monde physique, la lumière, la chaleur, l'électricité (statique et dynamique).

Il est facile de voir comment cette notion peut s'appliquer aussi aux forces vitales. Celles-ci, dominant les forces physiques et chimiques, ont une nature analogue ; elles sont, comme elles, simplement incorporelles. Au-dessus de toutes ces forces, il y a un élément bien supérieur : c'est l'*esprit*. Celui-ci n'est plus une force, c'est une substance ; il se distingue de la force par sa substantialité permanente et par la pensée. Une force ne pense point ; la pensée proprement dite n'appartient qu'aux esprits, qu'elle sépare du reste de la création : nous verrons dans les réflexions comment cette doctrine conduit à l'immortalité de l'âme humaine. Ainsi, entre les forces et les esprits il y a une différence radicale : la pensée, la raison leur sert de limite ; les brutes, même les plus parfaites en leur genre, ne sont qu'une matière animée par des forces. Chez l'homme, la pensée commence avec ses oscillations et ses doutes ; la raison apparaît avec ses fluctuations et ses incertitudes ; la volonté se manifeste avec ses combats et ses faiblesses ; la liberté essaie sa puissance et lutte contre les entraves qui l'embarrassent et qui l'entraînent. L'homme est le dernier des esprits, rivé à son corps par des chaînes de fer ; il est, comme le dit Pascal, un roseau que le vent courbe, que l'univers écrase ; mais c'est un roseau qui pense, qui se pèse lui-même, et qui pense et pèse l'univers. De la brute à l'homme il y a un abîme ; avec lui un nouveau monde se découvre, et ce monde est le monde des esprits.

Partout Dieu a ménagé des transitions : au-dessus de l'homme il a placé les esprits incorporels ; au-dessus des forces, l'âme humaine ; au-dessus des forces physiques et chimiques, les forces vitales qui servent de passage entre les forces et l'âme humaine, et qui distinguent le règne vivant du règne inorganique, comme l'âme raisonnable distingue l'homme du reste de la création visible.

Qu'est-ce donc que la vie ? Que sont les actes vitaux dans leur formule la plus générale ?

Les êtres vivants naissent, s'accroissent en se nourrissant, parcourent une évolution croissante, puis décroissante, qu'on nomme des *âges*, et qui les conduisent à la mort. Pendant le temps de leur durée, ils produisent des êtres semblables à eux-mêmes. Leur caractère fondamental, c'est de changer sans cesse, d'avoir une durée limitée par un temps qui n'est jamais long. Les blocs de pierre, les rochers durent pendant des milliers d'années ; les arbres peuvent durer plusieurs siècles ; il n'y a pas d'animal qui atteigne deux cents ans. Les éléments des êtres vivants sont mobiles ; ils tendent à se dissoudre, à se séparer, à se corrompre. L'eau, l'air, le feu, tout ce qui les entoure tend à détacher, les unes des autres, les particules constitutives des agrégats physiques ou des composés chimiques vivants ; ces molécules, mobiles même dans nos tissus les plus durs, sont plus mobiles encore dans les parties molles ; leur mobilité devient excessive dans nos fluides. L'être vivant est donc un composé qui se décompose sans cesse ; les actes vitaux sont une lutte constante contre cette décomposition permanente comme eux : la vie c'est l'ensemble des actes conservateurs qui résistent aux actes destructeurs, et la force vitale est la force qui dirige ces actes de conservation. *Vita est conservatio, actus et motus servator ; vis vitalis, principium vivificans est vis formalis actûs servatoris vitæ, actûs conservationis :* telle est la définition de Stahl, qu'il a plus ou moins enveloppée sous des formes scholastiques.

Cette force vitale lutte contre des ennemis nombreux qui la harcellent sans cesse ; il faut donc qu'elle soit énergique, harmonique, unitaire dans ses facultés multiples ; qu'elle déploie une sorte d'intelligence instinctive et confuse dont l'action s'ajoute à sa vigueur même, qui souvent ne lui suffirait pas : il le faut, et cela existe en effet. Dieu et la nature, qui font tout ce qui est nécessaire, lui ont donné cette unité, cette harmonie, cette intelligence instinctive (sans écho, comme dit Leibnitz), sans conscience nette et déterminée (Stahl).

La force vitale conserve, accroît, nourrit, répare, reproduit ; de sorte que la force conservatrice est en même temps nutritive, réparatrice, reproductive, générative. Ses actes principaux sont la circulation, la sécrétion, l'excrétion. Voilà ce qu'est la vie du corps vivant. On parle aussi, par extension, par métaphore, de la vie de l'âme, de la vie de Dieu ; mais ce sont des vies à part, et Stahl sépare, en passant, Dieu de l'homme et l'homme des animaux, comme il avait distingué le règne vivant du règne inorganique, les forces physiques et la physique entière des forces chimiques et de la chimie.

Là-dessus repose une vraie physiologie physico-médicale, qu'il ne faut point confondre avec la physiologie mécanico-chimique, si bien accueillie de ses contemporains. En partant de là, Stahl arrive jusqu'à la psychologie médicale, jusqu'aux rapports positifs et expérimentaux du physique et du moral. Mais cette force vitale, qui travaille si bien pour maintenir la vie et la santé, ne se repose point quand il faut guérir la maladie et rétablir l'état normal; elle redouble de surveillance et d'activité dans ces moments difficiles : la nature, *vis vitalis naturalis et innata*, de conservatrice, devient curative : *natura morborum curatrix*. Elle crée des actes, des fonctions anti-morbides, qu'il ne faut pas confondre avec les actes morbides. Dans les *maladies*, il y a des *actes morbides conservateurs*, comme il y a des *actes morbides destructeurs :* les pathologistes les réunissent souvent sans voir combien ils diffèrent, l'analyse clinique doit les distinguer. C'est ainsi que s'établit et se fonde la thérapeutique naturelle, qui donne naissance à la thérapeutique expectante ou imitatrice.

La nature ou force vitale curative est sujette à de nombreuses erreurs, parce que son *intelligence* est purement instinctive, sans conscience, sans raisonnement ; mais souvent, dans ses erreurs mêmes, le médecin qui observe et raisonne saisit des intentions heureuses, des tendances utiles : il doit les aider, les redresser et les imiter en les modifiant : *Quò natura vergit, eò ducendum.*

La marche naturelle des maladies (des fièvres éruptives, par exemple) peut donner des enseignements utiles pour la thérapeutique naturelle expectante, aidante, imitatrice. Dans bien des cas, cette thérapeutique, puissante par sa réserve même, et forte parce qu'elle est douce et patiente, est plus salutaire pour le malade que ces médications compliquées, multipliées, turbulentes, qui violentent la nature, troublent sa marche, altèrent et changent ses efforts à chaque instant. La nature est, plus qu'on ne le croit, notre associée, et non pas notre antagoniste. Nous devons l'admettre dans notre conseil, et tenir compte de ce principe : *Medicus naturæ*

minister, que Bacon a rendu plus général en disant : « L'homme-
» ministre de la nature doit savoir ce qu'elle peut faire ou supporter
» *(quid natura faciat aut ferat);* car on n'enchaîne la nature
» qu'en obéissant à ses lois *(natura non imperatur nisi parendo)*[1]. »

Quand la nature, troublée ou en délire, ne suit plus d'ordre et
dévie de sa route, le médecin peut se substituer à elle ; la thérapeutique artificielle prend une forme nouvelle, un développement plus
grand. Stahl ébauche, à son tour, cette thérapeutique spéciale, qui
se crée une voie plus hardie en franchissant les limites que les
thérapeutiques naturelle et imitatrice doivent s'imposer.

Après ce coup-d'œil d'ensemble sur le caractère et le rôle de la
force vitale en physiologie, en pathologie (étiologie, pathogénie et
symptomatologie), en thérapeutique, Stahl se demande quelle est
l'essence de cette force : Est-ce une faculté de l'âme pensante qui
serait tout à la fois vie et raison, *anima, animus* et *mens*, ψυχή
et νόυς? Stahl, pour des motifs puissants qu'on n'a pas assez pesés,
se prononce pour l'affirmative, avec les *écrits* vraiment légitimes de
Cos, avec le véritable Platon qu'on a si étrangement défiguré, avec
Aristote souvent mal interprété, avec S. Paul et S. Augustin qu'on
a méconnus et mutilés, avec S. Thomas et l'Église entière, avec
J. de Maistre, etc., avec les médecins et les philosophes du premier
ordre anciens et modernes. Beaucoup de savants qu'on nomme
dualistes sont *duo-dynamistes,* mais en même temps *mono-
psychistes*, c'est-à-dire qu'ils admettent deux puissances, deux
facultés distinctes, mais indissolublement unies dans une seule et
même âme substantielle. Il importe de peser cette proposition et
d'éviter une confusion de mots qui sépare en deux camps dissidents
des hommes également distingués, faits pour s'entendre, et qui
s'entendent réellement, sans savoir assez que, différant dans le
langage et dans les termes, ils sont d'accord sur le fond des choses :
c'est là ce qui s'éclaircira peu à peu.

[1] Bacon, *Novum organum.*

RÉFLEXIONS ET COMMENTAIRES

SUR LES TROIS TRAITÉS DE STAHL :

PARÆNESIS AD ALIENA A MEDICA DOCTRINA ARCENDUM,

DISQUISITIO DE MECANISMI ET ORGANISMI DIVERSITATE ,

DE VERA DIVERSITATE CORPORIS MIXTI ET VIVI.

RÉFLEXIONS ET COMMENTAIRES.

Ces commentaires seront divisés en deux parties :

1° Commentaire général ,
2° Commentaires spéciaux.

CHAPITRE Ier.

COMMENTAIRE GÉNÉRAL.

I. Nous avons vu que le point de départ de Stahl est l'Hippocratisme ; mais le Professeur de Halle avait trop de génie pour ne pas comprendre qu'il fallait d'abord saisir l'esprit de la doctrine de Cos et la mettre à la hauteur de son époque, en profitant des progrès accomplis depuis tant de siècles et s'inspirant à leur source même , le CHRISTIANISME.

C'est donc l'Hippocratisme devenu chrétien, l'Hippocratisme du XVIIe siècle, que nous retrouverons dans Stahl ; il forme un des grands anneaux de la chaîne qui unit la médecine antique à la médecine moderne. Entre Cos et Stahl, nous verrons apparaître surtout Montpellier, dont les travaux fondamentaux se présenteront encore à nos yeux entre Stahl et la science de nos jours.

II. Cherchons donc d'abord quelle est la première idée essentielle de l'Hippocratisme. On peut l'exprimer par une formule qui la résume , et que nous avons déjà citée :

« Hippocrate sépara la médecine de la philosophie ; puis » il transporta la médecine dans la philosophie , et la philo- » sophie dans la médecine. »

1° *Il sépara la médecine de la philosophie.* Ici , nous apercevons deux opérations : il sépara complètement la médecine de la fausse philosophie ou de la sophistique ; il distingua la médecine de la philosophie générale, où elle était absorbée.

A. Séparation de la médecine et de la sophistique. Au temps d'Hippocrate, il y avait, comme le dit Stahl, des hommes qui, ne pouvant atteindre aux hauteurs de la philosophie véritable, mentaient cette philosophie (*philosophiam mentiebantur*) et cherchaient à en revêtir le masque ; ces hommes avaient des disciples en médecine. Ceux-ci, disait Hippocrate, ressemblent aux acteurs que nous voyons sur le théâtre : ils jouent le rôle des personnages qu'ils représentent ; ils en usurpent les droits et les priviléges ; ils trompent les élèves qu'ils instruisent, et les malades qu'ils traitent ; ce sont des frelons médicaux, comme les sophistes sont des frelons philosophiques ; ils font beaucoup de bruit et peu d'ouvrage, beaucoup de mal et très-peu de bien. Le Vieillard de Cos s'élève contre eux avec une indignation sainte et profonde, avec une verve et une éloquence admirables, avec une conviction et une persévérance que rien ne vient ébranler. On peut lire, entre autres choses, ce qu'il a écrit à ce sujet dans ses traités : *De præceptis, De decentiâ, De priscâ medicinâ.* Ailleurs il pénètre plus profondément dans le fond de la question ; il s'élève avec force, en philosophie aussi bien qu'en médecine, contre le sensualisme aveugle et contre le panthéisme matérialiste ou spiritualiste, terribles fléaux qui frappaient alors les esprits de stérilité, ou les jetaient dans des voies dangereuses, comme ils l'ont fait dans tous les temps, comme ils essaient de le faire encore même aujourd'hui.

B. Distinction de la médecine et de la philosophie générale. Si les médecins doivent, comme tout le monde, rompre complètement avec les doctrines funestes que nous venons d'indiquer, il faut, au contraire, qu'ils se rattachent à la philosophie générale légitime, pour l'embrasser dans ses hautes vérités : mais il importe de ne point confondre la médecine avec elle. La médecine est une science autonome, qui a son domaine propre, son but spécial, son génie particulier ; si elle a des rapports intimes avec toutes les autres sciences, elle doit marquer aussi nettement son étendue et ses limites, ce qu'elle donne et ce qu'elle est appelée à recevoir.

Tout cela n'était que vaguement indiqué avant Hippocrate ; c'est lui qui eut la gloire d'accomplir la grande distinction dont nous venons de parler. Il fit de la médecine une science et un art indépendants, et mérita véritablement le nom de *Père de la médecine,* qu'on lui a accordé et qu'on lui a vainement plusieurs fois contesté [1]. Il a aussi, du même coup, le droit de s'appeler *le Père de la philosophie.* Cette double couronne lui a été décernée par Galien, qui le nomme *le prince et le premier des philosophes, comme des médecins.* Nous chercherons à établir plus tard la vérité de cette proposition, qui peut faire murmurer les philosophes ; mais, quel que soit notre respect pour ces derniers, il ne nous est pas permis de faire violence à la vérité.

Lorque le Vieillard de Cos parut, au sein de la Grèce de Périclès, au milieu des vastes génies qui jetèrent sur ce siècle une si grande splendeur, la médecine et la philosophie offraient le spectacle d'une confusion étrange. Il y avait des médecins livrés à un empirisme aveugle, et à côté d'eux des philosophes-médecins, qui, partant de théories arbitraires ou même de faits réels plus ou moins étrangers à notre science, créaient une médecine fondée sur des hypothèses plus ou moins vraisemblables, et en déduisaient des conséquences spéculatives ou pratiques, le plus souvent fausses et dangereuses. S'il existait quelques vrais médecins, ils étaient perdus dans la foule. On peut donc affirmer que la médecine n'existait pas : elle possédait ses éléments consti-

---

[1] *Voy.*, entre autres, Houdard, *Étude sur Hippocrate.*

tutifs ; elle n'était pas constituée. Pour former, en effet, une science et même un art, il faut connaître sa méthode propre ; il faut s'en servir pour arriver à une formule générale, à un premier principe, à une vérité première, contenant en germe plus ou moins développé toutes les vérités secondaires ; il faut créer une ÉCOLE composée d'hommes ayant une même devise, un même serment, un même drapeau ; alors, mais alors seulement, on a une science, et une école qui l'enseigne et la pratique.

Hippocrate fit tout cela : il formula avec une admirable netteté le rationalisme expérimental et l'expérimentalisme rationnel, appuyés, d'une part, sur l'observation et l'expérimentation, de l'autre, sur le raisonnement et la raison, et poussant leurs profondes racines dans le sol fécond des traditions de tous les siècles : il profita de ces puissantes ressources pour jeter les bases d'une doctrine inébranlable, qui, depuis, s'est modifiée, perfectionnée, agrandie, sans changer ses principes fondamentaux, parce que les vérités premières sont inébranlables.

Le Médecin de Cos créa, de plus, pour défendre et propager ses doctrines, une école, dont les écrits mutilés par le temps, et souvent défigurés, même de nos jours, par des traducteurs ou des commentateurs qui n'ont pas constamment bien saisi le sens ou l'esprit des textes hippocratiques, sont, néanmoins, restés des modèles.

En distinguant la médecine de la philosophie générale et de toutes les sciences confondues sous ce même nom ; en assurant l'indépendance de l'art médical, Hippocrate rendit le même service à toutes les branches des connaissances humaines et à la philosophie elle-même. Par lui et avec lui, l'ordre s'établit dans ce chaos ; tout devint libre, indépendant, distinct, et cependant on vit se conserver le lien naturel qui enchaîne le tout et les parties.

Socrate, Platon, Aristote suivirent cet exemple, et Galien

a eu raison de l'affirmer [1]. On trouve, du reste, les preuves
de ces faits dans Platon et dans Aristote lui-même. Nous
connaissons tous le passage important du *Phèdre* de Platon,
si souvent cité par des médecins célèbres, et qu'on parais-
sait avoir oublié lorsque M. Littré a rappelé sur lui l'attention générale, en l'accompagnant de réflexions, dont nous
reconnaissons hautement la valeur, bien que nous n'adop-
tions pas toutes les conséquences qu'en a tirées cet éminent
écrivain. Socrate, dans ce dialogue, dit : «Hippocrate de
» Cos, descendant des Asclépiades, assure qu'on ne peut
» pas connaître la nature même du corps vivant, sans con-
» naître celle de l'ensemble du monde : voyons si la pensée
» d'Hippocrate est en harmonie avec la droite raison.»
Le maître de Platon démontre ensuite combien cette
pensée hippocratique est vraie, large, profonde. En comparant ce fragment avec d'autres textes de l'école socratique et
avec des textes nombreux des écrits du Vieillard de Cos, il
ne serait pas difficile d'y trouver, comme l'a fait M. Littré,
une méthode et une doctrine tout entière ; seulement on y
rencontrerait beaucoup de choses que nous n'avons point
vues dans les commentaires de M. Littré, et des arguments incontestables en faveur de ce que nous avons avancé
jusqu'ici.

2° et 3°. Une fois parvenu par la médecine, ou plutôt
par l'anthropologie, aux plus grandes hauteurs de la philosophie ; après avoir proclamé l'existence d'un *Être suprême,
unitaire,* dont l'action se montre partout, et dont le médecin
doit reconnaître, avec respect quoique sans superstition
aveugle, l'intervention, l'association providentielle, Hippocrate domine la médecine et la philosophie : il est médecin-
philosophe. Il peut alors, avec avantage et sans danger,
transporter toute la vraie médecine dans la véritable philosophie, et toute la véritable philosophie dans la vraie méde-

---

[1] *Voy.*, entre autres, le traité *De placitis Hippocratis et Platonis.*

cine. Est-ce par la force seule de son génie qu'Hippocrate est parvenu jusque-là ? Nous démontrerons qu'à sa puissance propre il a joint celle, plus grande encore, des traditions, et surtout des traditions de famille ; car Hippocrate descend des Asclépiades d'Égypte, de ces prêtres-médecins rattachés aux Hébreux et à nos révélations premières, qui réunissaient dans leurs mains un double sacerdoce, et traitaient tout à la fois les maladies du corps et celles de l'âme. Hippocrate est comme Platon, et mieux que lui un Μωσῆς ἀττικίζων, c'est-à-dire un interprète médical des traditions hébraïques. Ce fait, qui aurait paru très-étrange il y a vingt ans, et dont l'énoncé surprendra peut-être encore aujourd'hui, sera prouvé plus tard au moyen de documents médicaux nombreux que nous possédons, et de travaux allemands tout-à-fait récents et probablement inconnus en France, dont nous donnerons des extraits.

Ce point culminant de la Doctrine Hippocratique a été peu mis en relief : c'est pourtant cette marche qu'ont imitée, en la perfectionnant et la développant, Platon, Aristote et les créateurs de toutes les sciences modernes. Comme Hippocrate, ils ont su unir et distinguer ; saisir les différences et les rapports ; constituer une philosophie proprement dite, une physique, une chimie, une astronomie, une anthropologie, etc., distinctes et indépendantes, tout en les disposant dans un ordre hiérarchique et naturel, tout en les unissant par leurs liens légitimes. Aristote et Platon, les plus grands de tous, ont été les immortels modèles devant lesquels tant de siècles se sont inclinés et s'inclineront encore, quand ces grands Maîtres, de plus en plus étudiés et connus, nous apparaîtront de nouveau dans toute leur véritable puissance. Aristote a fait une encyclopédie-modèle que Bacon a voulu renverser pour la reconstruire, et qu'il a faussée et altérée dans son ensemble, bien qu'il en ait utilement agrandi et modifié certains détails. Notre immortel Descartes lui-même, si supérieur à Bacon (quoique certaines écoles anglaises aient dit le contraire, quoique l'école encyclopédique du XVIIIe siècle l'ait aussi répété, humiliant ainsi une de nos plus grandes gloires nationales devant une gloire étrangère que la passion la plus aveugle ne saurait lui comparer), notre Descartes ne s'est point élevé toujours jusqu'à la hauteur aristotélique, malgré les splendeurs du XVIIe siècle sur lequel il a exercé une influence du premier ordre, malgré son vaste génie que nous n'avons pas encore entièrement vengé, parce qu'il est en partie méconnu, et que ses doctrines, suivant l'expression de Bossuet, ne sont pas généralement bien comprises.

Au-dessus des hommes qui se sont principalement occupés des sciences humaines, nous en trouvons surtout deux dont on ne sent pas assez la merveilleuse supériorité, et qui ont appliqué cette méthode à la science sacrée : nous voulons parler de S. Augustin et de S. Thomas, fondateurs, après S. Paul et les autres disciples du Christ, de la théologie scientifique [1] ; eux aussi ont su la distinguer des sciences humaines, en montrant cependant la part que celles-ci peuvent y prendre.

Si l'on fait bien attention aux écrits de Stahl que l'on vient de lire, on verra sans peine que le Professeur de Halle, appliquant à l'Hippocratisme, pour le rectifier et le vivifier, la méthode et les doctrines de S. Augustin et de S. Thomas, a véritablement continué l'œuvre traditionnelle qui lui avait été léguée; qu'il a su aussi, dans une large mesure, séparer et unir; qu'il a suivi, non pas seul, mais avec des formes qui sont à lui, la grande route tracée par l'École hippocratico-socratique.

Nous poursuivrons cette idée-mère dans son ensemble et dans ses détails, en montrant ce que Stahl et le Stahlia-

[1] *Voy.* le P. Lacordaire, *Panégyrique de S. Thomas;—voy.* aussi Massillon sur le même sujet.

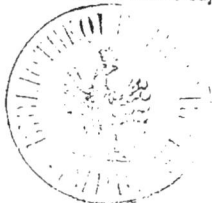

nisme doivent à leurs prédécesseurs, ou à leurs successeurs des divers pays et surtout de Montpellier.

III. Tous les médecins du premier ordre ont attaché la plus grande importance à la philosophie ; ils ont saisi les indissolubles liens qui l'unissent à la médecine, en reconnaissant que tout *grand médecin* doit être philosophe : telle est la doctrine d'Hippocrate, de Galien, des auteurs qui ont dominé l'arabisme, le moyen âge, la renaissance, les XVIe et XVIIe siècles. Nul n'a été plus explicite que Stahl sous ce rapport : les médecins de Montpellier seuls, avant et après lui, peuvent être placés à ses côtés. Voyez, parmi les grands médecins de notre époque, M. Lordat (*Perpétuité de la médecine*, première leçon) : « *Importance de l'étude des principes métaphysiques qui existent chez l'homme*, etc. »

Dans son *Propempticum : De philosophiâ Hippocratis*, Stahl dit nettement : « Ce qui fait la force du médecin-philosophe, c'est sa science philosophique. »

IV. La philosophie, pour le médecin, embrasse, ainsi que nous l'avons établi : 1° la méthode, 2° la logique, 3° la métaphysique ou ontologie générale, 4° la psychologie, 5° la morale privée et publique, 6° la théologie naturelle et révélée. Ces parties de la philosophie ont été traitées par Hippocrate, et plus largement par Stahl.

On sera peut-être surpris de ce que nous disons ici, surtout d'Hippocrate, relativement à la théologie révélée ; mais cet étonnement cessera quand on se rappellera, comme l'ont dit les théologiens érudits, que les traditions primitives ou judaïques antérieures au Christianisme n'ont jamais été entièrement perdues pour l'humanité, quoiqu'elles soient restées très-obscures et défigurées chez les païens. On en trouve des traces dans l'Hippocratisme, dans Platon, Aristote, Cicéron, Virgile, etc. [1].

---

[1] *Voy.* entre autres l'Idylle intitulée *Pollion*, le Commentaire de J. de Maistre, et une Thèse récente soutenue à la Sorbonne sur ce sujet, etc.

Quant aux autres parties de la philosophie, elles se rencontrent, dans ce qui nous reste de la collection mutilée de Cos, avec un développement assez grand pour qu'on puisse parvenir à les reconstruire entièrement : c'est, du reste, ce qu'ont entrepris de faire divers auteurs, spécialement en Italie, en Allemagne et en France. Voyez FABRICIUS, *Theologia Hippocratis;* CONRIGIUS et SCHELAMMERT ; F. LICETI, *De animarum humanarum immortalitate;* SCHULZIUS, *Histoire de la médecine;* MATTHIAS, Commentaires *De decentiâ hippocraticâ;* voyez surtout STAHL, l'un des commentateurs les plus recommandables et les plus étendus des traités hippocratiques, et une foule de travaux de célèbres médecins de l'École de Montpellier, qu'il serait trop long de citer.

Avec ces documents et le mouvement philosophique qui nous presse de toutes parts, grâce à l'impulsion donnée d'abord par Coray, docteur de Montpellier, et si puissamment renouvelée par MM. Littré, Duremberg, Busemaker, etc., il est possible de faire beaucoup mieux.

Quant à Stahl, on peut, après de grands efforts, réunir les fragments très-nombreux et considérables, dont l'ensemble constitue un cours entier de philosophie à l'usage des philosophes, des théologiens et des médecins. Il faut, pour cela, deux conditions :

1° Une patience et une persévérance à toute épreuve, qu'aucun obstacle matériel ne rebute, qui brave la rudesse de la forme, l'âpreté du style, l'obscurité de la pensée devenant ensuite claire et lucide ; l'habitude de la scholastique la plus ingrate ; la difficulté de se procurer des œuvres multipliées, rares, pleines le plus souvent d'erreurs typographiques, écrites en tout ou en partie dans toutes sortes de langues, faisant enfin allusion à un grand nombre d'ouvrages philosophiques et médicaux à peine indiqués ;

2° Il faut de plus un travail préparatoire plus pénible encore, analogue à celui qu'a fait Stahl lui-même, et qui consiste dans l'étude approfondie des philosophes, des théologiens anciens et modernes les plus éminents, sans négliger les contemporains, que Stahl a étudiés à fond et résumés, malgré le singulier reproche qu'on lui adresse de ne pas être érudit.

Ceci fait comprendre qu'il s'agit d'employer un temps considérable, peut-être une vie presque entière, à tenter une œuvre qui est d'une haute importance. Si l'on ne réussit point comme on le désirerait, on aura du moins essayé une voie dans laquelle d'autres ne manqueront pas de s'engager, par la suite, avec un succès complet. Nous donnerons ici une esquisse, un tableau synoptique de cette étude, que nous poursuivrons, plus tard, dans tous ses développements. Celui qui réussira dans ce travail, écrira une introduction d'une grande utilité pour les doctrines philosophiques médicales et chimiques de Stahl. Nous l'essaierons, dans la mesure de nos forces, en joignant nos recherches aux travaux fondamentaux de M. BLONDIN, dont on appréciera, nous l'espérons, toute la valeur, quand ils seront terminés. Ce jeune médecin, qui appartient à notre École, pourra dire avec l'orateur romain, en y mettant la même modestie : « *Non* » *tàm vocatus quàm derelictus malui me quàm neminem.* » — Je me suis livré, plutôt par amour de ce qui m'a paru » bon que par une vocation spéciale, à une œuvre que je » crois utile à tous et qu'on a négligée. » Pour ce qui nous concerne, nous dirons de lui, en modifiant la phrase : *Tàm vocatus quàm derelictus ;* par goût et par dévouement, il a entrepris un ouvrage dont le besoin se faisait sentir, mais que l'on craignait d'aborder. Nous espérons que cette publication même, agrandie par les collaborateurs qui veulent bien lui prêter leur concours et dont nous ne formons qu'une faible partie, justifiera ce que nous disons en passant.

Quand on saura que Stahl a eu le bon esprit de chercher ses inspirations et de puiser largement, par la lecture et la méditation, dans les écrits des grands docteurs de l'Église, et spécialement dans S. Augustin et S. Thomas[1], on verra comment sa philosophie peut être utile, même aux théologiens catholiques, qui sentent, avec Bossuet, que la vraie médecine spiritualiste ne se sépare point de la théologie.

Esquissons rapidement les six parties de la Philosophie Stahlienne indiquées plus haut.

V. MÉTHODE. — « La clef de la doctrine de Stahl, le » secret de sa force et de sa vérité, sont dans la méthode » qui a présidé à sa construction[2] ». Rien de plus vrai : Stahl, comme Hippocrate, Platon, Aristote, S. Thomas, Bacon, Descartes, Newton, etc., est tout entier dans sa méthode. C'est elle qui explique la grandeur des résultats auxquels il est parvenu, et les erreurs dans lesquelles il a pu tomber ; aussi plaçait-il cet objet en première ligne.

La question de la méthode se rencontre à l'entrée de toute science ; elle est la plus importante et la plus difficile de toutes. Quoi qu'on en ait dit, quoi qu'on en dise encore, la vraie méthode, dans son entier, ne se trouve ni dans Bacon ni dans Descartes ; ces grands hommes ont vu si vivement l'une de ses faces, qu'ils ont vaguement aperçu les autres : en les réunissant même, ils ne se complètent pas. Les seuls méthodologistes complets sont : Hippocrate, Platon, Aristote et surtout S. Thomas, qui les résume et les dépasse tous, qui dépasse même notre siècle dans son ensemble, et nous laissera peu à faire quand il sera bien compris. Cette assertion (qui eût paru insoutenable il y a un quart de siècle, qui étonnera sans doute plusieurs de nos lecteurs peu au courant du mouvement actuel et des

[1] Nous jugeons des lectures de Stahl par ses doctrines autant que par ses citations.
[2] Lemoine, p. 32.

9

grands travaux tout récents, entrepris soit en France, soit à l'étranger, relativement aux auteurs cités plus haut); cette assertion, nous osons l'affirmer, sera pleinement justifiée.

La force du Stahlianisme et de la doctrine de notre École tient, suivant nous, à ce qu'elle n'est autre chose que la Méthode Thomiste bien comprise, appliquée à la médecine.

M. Barthélemy St-Hilaire a fait connaître, avec autant de justesse que de rigueur, l'importance et les difficultés de la méthode. «Quand on voit clairement de quelle importance » est la méthode en philosophie, quand on a bien compris » que sans elle il n'y a, pour ainsi dire, pas de philosophie » réelle, on conçoit mieux cette ardeur passionnée que les » sages ont apportée à expliquer et à propager leur méthode. » . . . . Ils (les grands réformateurs en philosophie) ont » tous compris que la méthode est le fond même de la » science et l'instrument invincible de ses révolutions et de » ses progrès. L'amour-propre a pu les égarer; mais son » mobile était parfaitement légitime, et le but proposé à » ces nobles efforts était assez grand pour les faire naître » et les payer.

» En un mot, sans la méthode, la philosophie peut être » encore grande, féconde, utile; mais elle n'a rien de régulier » ni de scientifique. Elle s'ignore elle-même, tout en gardant » la prétention de tout comprendre et de tout expliquer[1]. »

Pour M. Barth. St-Hilaire, la méthode est si difficile, qu'il n'existe à ses yeux qu'un seul homme qui l'ait fondée et connue dans son entier (philosophiquement parlant), et cet homme c'est Descartes. Il assure que Platon, Aristote, les Scholastiques, Bacon et Leibnitz n'ont pas connu la véritable méthode en philosophie. Après avoir employé ses laborieuses veilles à des traductions d'Aristote; après s'être

---

[1] *Dict. des scienc. philosoph.*, T. IV, p. 269, 270.

efforcé plus que tout autre de le venger du discrédit injuste
dans lequel il était tombé ; après avoir démontré qu'il est,
avec Hippocrate, le créateur de la philosophie naturelle
inductive, il ajoute : « Le disciple de Platon, tout grand
» qu'il est, n'a pas connu la méthode..... Dans la recherche
» de celle-ci, il est de grands noms qui n'apparaissent même
» pas, et celui de Leibnitz brille par son absence. »

On a réclamé contre cet arrêt de M. Barth. St-Hilaire ;
on a réagi contre Descartes en faveur de l'école hippocratique, aristotéliste et thomiste ; le P. Gratry a été jusqu'à
dire [1] : « Nous ne saurions admirer le discours de Descartes
» sur la méthode » ; et Chauvet [2] : « Descartes, malgré
» son génie, n'en a pas moins jeté la philosophie moderne
» dans une fausse voie par sa méthode psychologique. »

En ce qui nous concerne, tout en rendant justice à Bacon,
à Descartes et à leurs écoles, nous croyons fermement que
la vraie méthode de toutes les sciences et la vraie philosophie ne se trouve fondamentalement, en sa totalité, que
dans Hippocrate, Platon, Aristote, disciples de l'Hippocratisme, et surtout dans S. Thomas, et dans Stahl qui
l'a suivi. Nous ajouterions, si nous ne craignions d'être
accusé de prévention, que nulle part elle n'a été comprise,
perfectionnée et pratiquée comme dans notre École de
Montpellier. Pouvons-nous espérer que l'on adoptera cette
conclusion lorsque, arrivé à la fin de notre œuvre, nous
aurons fourni toutes nos preuves ?

Plaçons ici une remarque importante. M. Ch. Jourdain [3]
a écrit ces lignes, qui doivent être méditées : « Sauf ces
» quatre points » (qu'il indique, et sur lesquels il paraît faire
de trop larges concessions), « nous croyons la philosophie
» de S. Thomas irréprochable. » « S'il en est ainsi », dit

[1] *Théodicée*.
[2] *Des théories de l'entendement dans l'antiquité.*
[3] *Philosophie de S. Thomas.*

M. de Rémusat, son rapporteur à l'Académie des sciences morales et politiques, « il n'y a plus à hésiter : c'est la » philosophie de S. Thomas qu'il faut enseigner partout. »

Or, nous croyons avec Roux-Lavergne [1] que cela est parfaitement vrai.

Essayons donc, pour le moment, en attendant mieux, de résumer dans quelques propositions sommaires les pensées fondamentales de Stahl sur la méthode, en les dégageant de ses formules parfois trop abstraites, de ses formes souvent trop obscures, en les présentant avec une scrupuleuse attention, d'une manière exacte et fidèle, sans jamais nous en écarter.

1° En analysant le mot *méthode,* on y découvre deux idées essentielles : celle d'ordre et celle de route. La méthode est l'ensemble des règles que l'on doit suivre pour parcourir avec ordre la voie qui conduit à la vérité, pour vaincre les obstacles qui s'y rencontrent, pour éviter les sentiers de l'erreur. Elle nous aide à analyser et à classer nos idées ; à mettre de l'ordre dans nos connaissances ; à unir les sciences par leurs liens légitimes, tout en marquant les différences qui les séparent. Elle nous sert de guide dans tous les actes de la vie.

« C'est qu'en effet, pour prendre les choses dans toute » leur portée et leur grandeur, la méthode bien appliquée » est le seul moyen scientifique de former dans l'âme » humaine ces croyances essentielles, sans lesquelles elle » ne peut vivre. Sous l'autorité de la raison, telle que la » Providence l'a faite en nous, la méthode nous révèle avec » évidence *ce que nous sommes, ce qu'est* Dieu, *d'où nous* » *venons et ce qu'est le monde* où il nous a placés. Elle nous » apprend à quelle source se puisent la certitude et la foi » dignes de l'intelligence de l'homme ; elle nous montre le » principe vivant et indéfectible de toutes nos connaissances ;

[1] *Compendium philosophiæ Thomisticæ*, 1856.

» elle nous instruit avec une autorité impérieuse et toute-
» puissante de nos devoirs ; elle découvre et proclame la loi
» morale qui vit au fond de notre conscience ; elle la sonde
» et l'éclaire dans ses replis les plus délicats et les plus
» cachés. Elle retrouve Dieu en nous dans son empreinte
» la plus manifeste et la plus féconde ; et, après nous avoir
» instruits sur nous-mêmes et sur Dieu, elle nous apprend
» encore à connaître le monde, en nous dévoilant les prin-
» cipes sans lesquels il cesserait d'être intelligible[1]. »

La méthode, étant une route, suppose un point de départ,
un point définitif vers lequel on marche en parcourant des
étapes intermédiaires, un voyageur qui suit le chemin, un
fil conducteur qui le guide, une lumière qui l'éclaire. Le
voyageur c'est l'homme ; la lumière c'est le flambeau de
l'expérience et celui de la raison, auxquels on doit joindre
cette révélation intérieure divine admise par Aristote même
et Platon ; et, de plus, la révélation extérieure, venant aussi
de Dieu, transmise d'âge en âge par la Tradition, et que
Stahl conserve précieusement pour des cas spéciaux et
réservés : nous verrons que s'il en use, il n'en abuse point.

La lumière, comme on voit, n'est autre chose que l'ensemble des facultés humaines, aidées par un secours divin
sur lequel nous aurons à nous expliquer. Le fil conducteur,
fil du labyrinthe de Bacon, se rattache essentiellement
aux éléments que nous avons nommés et à l'ordre qu'il
faut adopter. Il importe beaucoup, comme on le voit,
pour le philosophe, de développer les trois grandes facultés
humaines qui donnent l'ordre et la lumière, savoir : la faculté
expérimentale, la faculté rationnelle, la faculté méthodolo-
gique, ordinatrice, classificatrice. Quand ces lumières sont
vives et coordonnées, la route s'illumine et s'éclaire dans
tous ses détails ; on applique dans son étendue et ses limites
l'expérience et la raison, chacune à son objet propre, sans

---

[1] *Dict. des scienc. philosoph.*, p. 270.

qu'aucune vienne exercer sur l'autre un empire injuste et tyrannique ; on ne s'égare pas dans la voie ouverte, malgré les sinuosités, et l'on avance de plus en plus vers le but définitif, en franchissant les espaces intermédiaires : on fait ainsi de l'expérimentalisme rationnel et du rationalisme expérimental.

Le point de départ est double : tantôt on s'élève des phénomènes, des faits particuliers aux principes généraux, aux lois, aux forces, aux causes qui les produisent et en rendent compte ; on emploie alors la *méthode inductive*, l'*induction*, le *syllogisme ascendant ;* tantôt, au contraire, on part des principes premiers que la raison fait saisir, des lois, des forces, des causes qu'on a déterminées, et l'on descend de celles-ci aux phénomènes, aux effets que ces principes ont produits : on a recours ainsi à la *méthode déductive*, à la *déduction*, au *syllogisme* proprement dit ou *syllogisme descendant ;* dans bien des cas, on associe les deux procédés, l'induction et la déduction, qui se servent de contrôle et d'appui mutuels.

Il est facile de reconnaître, dans ce qui précède, les deux méthodes ou les deux grands procédés fondamentaux : *induction, déduction.* Par leur usage isolé ou par leur association, on découvre, on éclaircit, on démontre, avec une évidence de plus en plus grande, une foule de vérités de tous les genres. Tout cela ne constitue donc qu'une seule méthode avec deux procédés ; vouloir les séparer, c'est tenter l'impossible et ce qui est en dehors de la nature de l'esprit humain.

On a reproché avec raison à Bacon d'avoir coupé l'entendement et l'humanité en deux, en plaçant d'un côté l'expérience et les expérimentateurs, de l'autre la raison et les résultats qu'elle donne : c'est le vice radical de sa classification des sciences. Partout l'homme fait usage de toutes ses facultés ; on l'amoindrit quand on accroît les forces ou l'exercice des sens aux dépens de la raison ; on l'affaiblit aussi, mais moins, quand on sacrifie les sens à la raison : dans tous les grands siècles, dans toutes les grandes doctrines, on a donné à chacun la part qui lui revient. Bacon et son école, s'occupant surtout de l'expérience et des sens externes, font peu pour la raison, quoique l'illustre Chancelier en ait vanté l'excellence. Descartes et surtout les Cartésiens ont peut-être trop négligé l'expérience externe, en cherchant à nous renfermer dans l'expérience interne et la raison. En suivant le premier, qui ne nous met pas suffisamment en rapport avec nous-mêmes, on glisse vers le sensualisme et on y tombe ; le matérialisme vient bientôt après ; le niveau intellectuel s'abaisse. En prenant le second pour guide, on marche vers l'idéalisme, le rationalisme, et l'on s'y égare. Quelques esprits, soit avec Bacon, soit avec Descartes, se jettent dans le panthéisme sensualiste ou spiritualiste : n'accusons pourtant pas trop le philosophe anglais et surtout le philosophe français.

Ce dernier dit, dans une de ses lettres : « Je comprends » toute l'importance de l'induction, mais j'y ai peu insisté, » parce que Bacon a laissé peu à faire [1]. »

Il dit ailleurs : « Plus j'avance, plus je m'aperçois de » la masse d'expériences physiques auxquelles il faudrait me » livrer ; je n'y manquerais pas si j'avais le temps, les instru- » ments et les fonds nécessaires ; je m'en occuperai de mon » mieux. »

Ainsi, nous avons, suivant Stahl, deux grands procédés fondamentaux, ce qu'on nomme aujourd'hui deux méthodes : la méthode expérimentale ou inductive, la méthode rationnelle ou déductive. A cela joignons une autre méthode ou procédé, la méthode historique et traditionnelle, que Bacon et Descartes ont eu le grand tort de frapper l'un et l'autre, parce qu'ils croyaient qu'on en avait abusé. Leibnitz a eu

[1] *Disc. sur la méth.*

la gloire d'être un de ceux qui l'ont le plus réhabilitée ; nous marchons aujourd'hui sur ses traces : c'est un immense levier, dont nous apprécierons de plus en plus la puissance à mesure que nous avancerons.

La Méthode Stahlienne est complète : elle embrasse ces trois procédés, tandis que les Baconiens et les Cartésiens n'en ont guère qu'un seul. Nous ne parlons pas du reproche adressé à Stahl de manquer d'érudition : il est sans valeur pour quiconque a lu ses divers ouvrages. Fidèle au précepte d'Hippocrate, il n'en fait point étalage ; elle est cependant en évidence, elle nourrit toutes ses œuvres et les rend éminemment substantielles.

Quelques réflexions de plus sur ces méthodes, en nous attachant toujours aux pas de Stahl, nous paraissent indispensables.

A. Méthode empirique ou expérimentale. — Elle est double, suivant qu'elle s'occupe de l'expérience et de l'expérimentation sur les objets du dehors, ou bien qu'elle s'exerce sur les objets du dedans, sur l'esprit lui-même, ses produits, ses facultés, ses lois. Ici se classent l'expérience physique et l'expérience psychologique ; l'induction est son principal instrument ; par elle, on s'élève, comme le veut Newton, du particulier au général, des faits ou des phénomènes aux lois expérimentales. Mais on va plus loin que ne le voulait le géomètre anglais : après avoir atteint des forces purement abstraites, on arrive aux forces réelles et vivantes qui animent l'univers, et jusqu'aux substances auxquelles ces forces sont inhérentes. Si Newton croyait, et si l'on croit encore qu'il y a de la témérité à marcher dans cette voie, c'est qu'il ne connaissait, et qu'on ne connaît guère aujourd'hui, comme Bacon, que l'induction progressive. Dans cette école, on n'a pas saisi la valeur de l'induction transcendante que les Sensualistes ignorent, et que le P. Gratry a si bien mise en évidence dans sa logique. Il y a là, dans notre éducation philosophique, un vide important à remplir. Notons, en passant, l'induction par analogie dont on se sert beaucoup, et dont on a peu songé à tracer les règles.

Stahl, comme Hippocrate, célèbre beaucoup l'expérience et l'expérimentation ; mais il ne se borne pas là. «On a eu » tort » , dit Galien, « de classer le Vieillard de Cos parmi les » empiriques : c'était un homme très-expérimenté et très-ami » de l'expérience ; mais personne avant lui et mieux que lui » n'a fait usage de la raison et du raisonnement. » Ceci s'applique parfaitement à Stahl ; il a tracé de main de maître l'étendue et les limites de la méthode expérimentale dans son Prorempticon : *De experimento fallaci.*

B. MÉTHODE RATIONNELLE ET RAISONNANTE. — Celle-ci, marchant en sens inverse de la précédente, part des principes généraux, des causes, des lois, et descend jusqu'aux phénomènes et aux faits ; elle procède du général au particulier, des principes aux conclusions. Supposons que nous connaissons la cause d'un phénomène, nous en déduirons ce dernier lui-même dans toutes ses circonstances, comme, dans un syllogisme, l'on tire une conclusion, des prémisses. Les causes sont au nombre de quatre : causes substantielles (matérielles des auteurs), causes formelles ou typiques, causes efficientes et causes finales. On peut concevoir sans peine comment on marche quand on procède par voie rationnelle ou déductive. Ainsi, *a.* connaissant une substance et ses propriétés, on sait quels phénomènes elle peut produire : si l'on a des notions précises sur la matière, on ne lui attribuera pas la pensée ; réciproquement, on ne donnera pas l'étendue sensible aux esprits. *b.* Si l'on est fixé sur une cause efficiente ou finale, sur le but qu'il s'agit de remplir, on se rendra compte du mécanisme par lequel ce dernier est atteint. Un physicien habile imaginera vingt mécanismes pour faire des montres ou des horloges, quand il saura, quand on lui aura dit, que ces instruments doivent marquer l'heure. La méthode rationnelle est donc très-puissante dès qu'elle a saisi les principes et les quatre genres de causes que nous venons d'indiquer.

Bacon a eu le tort, tout en parlant beaucoup des causes, de ne pas se rendre compte de la finalité et de bannir tout-à-fait, de la physique, ces causes finales; Descartes a eu le même tort par rapport à ces dernières; Stahl, au contraire, a soumis la causalité à une savante analyse; il a remis les causes ou plutôt les intentions finales à leur véritable place[1].

Stahl a exposé, d'une manière lumineuse, les avantages de la méthode rationnelle et ses abus, dans le proremp-ticon *De judicio difficili*.

Quand on fait usage de la méthode expérimentale ou de la méthode rationnelle, on passe d'un objet à l'autre, du particulier au général ou du général au particulier, par un intermédiaire; on a trois termes que l'on enchaîne en se conformant aux règles de la forme syllogistique; on formule des jugements; on construit des raisonnements : c'est un procédé discursif.

Tout ce qui précède s'obtient à l'aide de nos facultés, qui sont analytiques, synthétiques, intuitives, discursives ou raisonnantes, etc. Stahl se rend parfaitement compte de la méthode et de ses procédés, en s'appuyant sur l'examen consciencieux et complet de l'entendement humain. Il ne confond point, comme Bacon, l'induction et l'intuition, la raison ($\lambda o \gamma \acute{o} \varsigma$) et le raisonnement ($\lambda o \gamma \iota \sigma \mu \acute{o} \varsigma$) ; il comprend très-bien le mécanisme intime qui explique la valeur et le mode spécial des méthodes expérimentale et rationnelle; il sait pourquoi elles ont reçu chacune des noms divers: ainsi, la méthode expérimentale s'appelle aussi *analytique,* et la méthode rationnelle, *synthétique,* parce que la pre-

[1] *Voy.* De Gérando, *Syst. comp. de phil.*, 1re éd., T. 1, p. 107.

mière, s'appuyant d'abord sur des faits particuliers qui sont toujours complexes, les analyse afin de les décomposer et de trouver leurs éléments simples, tandis que la méthode rationnelle prend son point de départ dans ces éléments ou ces principes premiers qui sont simples, pour descendre de là au composé qui en émane. On a dit que l'analyse remonte du connu à l'inconnu et du simple au composé, tandis que la synthèse descend du composé au simple ; il fallait remarquer que le procédé empirique ou analytique part, au contraire, du composé. On se demandera peut-être comment le simple engendre le composé; cela se fait par voie d'association ou par voie de création : ainsi, Dieu, le plus simple des êtres puisqu'il est absolument *un* en sub-stance et en essence, a produit l'univers par création ; il en est la cause efficiente première, la cause finale dernière. Si nous connaissions Dieu comme il se connaît lui-même, nous en déduirions l'univers tout entier, en considérant Dieu, soit comme sa cause efficiente créatrice, soit comme sa cause finale.

Pour bien concevoir toute la valeur de la méthode ration-nelle, il faut bien savoir qu'il y a dans la raison humaine des principes premiers qui s'appliquent à tout : ce sont les vérités premières, les axiomes, dont on saisit clairement la portée quand on se rend bien compte des termes qui les expriment; c'est à la lumière de la raison que ces principes s'aperçoivent : « *Sunt nobis naturaliter innata prima prin-cipia, tùm actionis, tùm speculationis.* » (S. Thomas.)

Les Sensualistes ne s'en doutent pas, les Rationalistes en abusent; Stahl sait s'en servir à propos et en fait un usage légitime.

Ce grand homme a très-bien vu que l'intuition appartient au λογός; qu'elle existe dans les facultés les plus inférieures de l'âme comme dans les plus supérieures, mais à des degrés différents, plus ou moins obscurs, plus ou moins clairs. Le λογός est instinctif ou sans conscience , dans les *facultés vitales* proprement dites, et même dans les *facultés sensitives* ; il s'élève un peu plus haut dans ce simulacre d'entendement que les animaux présentent ; il devient raison dans l'âme pensante humaine. La raison , si faible , si défectueuse chez l'homme, n'est qu'une ombre qui trouve sa réalité suprême, son type absolu et infini dans Dieu ; cette faculté, si fugitive, si sujette à erreur dans l'humanité, n'est pas le caractère distinctif de l'homme, qui devient trop fier quand il croit la posséder réellement. L'homme est un être qui tend à devenir raisonnable, mais qui ne mérite pas ce titre pour celui qui contemple la raison dans son essence , c'est-à-dire dans Dieu ; le caractère spécifique de l'humanité, c'est le raisonnement (λογισμός). Ainsi, l'animal a une *ombre* de jugement et de raisonnement : l'homme le possède réellement ; il n'a qu'une ombre de raison, et celle-ci est le caractère spécifique de Dieu.

La méthode syllogistique ou raisonnante, comme le dit si profondément J. de Maistre, qu'il ne faut pas confondre avec la forme syllogistique, est ce qui spécifie l'homme. Dieu n'est pas réduit à raisonner, il voit tout intuitivement ; l'homme ne voit que faiblement, par voie intuitive, un certain nombre de principes premiers ou de raisons pures qui sont en lui.

Stahl a admirablement exposé tout cela dans ses distinctions du λογός et du λογισμός, sur lesquelles M. Lemoine nous paraît imparfaitement fixé ; nous y reviendrons bientôt. Le Philosophe de Halle , dominant la question de la méthode, montre parfaitement comment l'homme, se repliant sur son âme et la contemplant dans son entier, parvient à y démêler toutes les facultés qui le constituent, soit par voie expérimentale, soit par voie intuitive ; comment, par les facultés supérieures de son entendement, il s'élève naturellement jusqu'à Dieu, et le soumet à une sorte d'analyse en le comparant à ses œuvres. Tout cela se trouve déjà dans le *Parœnesis*, le *De mecanismi, etc.*, le *De mixti*, *etc.* ; Stahl s'y montre, sous plusieurs rapports, psychologue, métaphysicien et philosophe plus que Bacon, Descartes et Leibnitz, qu'il unit et au-dessus desquels il se place. Comme Descartes et mieux que lui, il découvre à la lumière de la conscience tout ce qu'elle lui montre : c'est là ce que Bacon n'a pas fait. Comme Bacon, il voit, à la lumière de l'expérience externe, des objets que la conscience n'atteint point, et que n'a pas vus Descartes ; il sait, comme le dit Frank, que le *moi* n'absorbe pas l'âme tout entière et que celle-ci le dépasse. Descartes l'a ignoré : il sait que l'âme n'est pas exclusivement *pensée*, qu'elle est aussi *volonté*, et arrive ainsi de Descartes à Leibnitz, allant encore plus loin.

Quand l'âme, se repliant sur elle-même, se regarde intuitivement avec l'œil de la conscience et s'analyse à l'aide de toutes ses facultés, elle s'aperçoit, comme substance distincte, subsistante, indépendante du corps, dans ses actes supérieurs ; elle *sent* qu'elle est *pensée, volonté, amour ;* qu'elle est libre et douée d'un certain pouvoir créateur : mais elle reconnaît aussi que tous ces dons sont imparfaits en elle, qu'ils lui viennent d'une source plus élevée, où ils existent dans toute leur plénitude, et alors elle voit, comme dans un miroir, Dieu lui-même ou plutôt l'image vivante de Dieu, avec sa *puissance créatrice*, sa *volonté*, son *amour*, sa *liberté*, sa *raison* dans leur unité et leur perfection suprême ; elle finit par reconnaître que toutes ces facultés sont enchaînées dans un certain ordre, du moins d'après notre manière de les concevoir, et que la raison semble dominer et pénétrer partout. Mais cette notion, en quelque sorte analytique, de l'idée substantielle de Dieu, telle que l'enseignement théologique nous l'apprend, est au-dessus des forces naturelles de la raison, qui conçoit ces vérités et ne les embrasse pas. Stahl dit « que la volonté est mieux

» entendue et mieux sue que l'intelligence, et qu'elle nous
» donne sur Dieu et le monde des notions plus sûres que
» cette dernière. »

On peut consulter à cet égard une foule de passages de
Stahl, entre autres quelques-uns du *Negotium otiosum*
(VIe vol. de la traduction) et du *Traité du mécanisme et
de l'organisme*. On a vu Stahl, dans ce dernier, déclarer
que « l'étude de la volonté nous conduit à des notions plus
» précises que celles de la pensée. » Il ne dit pas seulement
comme Descartes : « Je pense, donc j'existe », mais comme
Leibnitz et surtout comme Maine de Biran : « Je veux,
» donc je suis. » C'est avant tout dans sa *volonté* que l'homme
s'aperçoit substance active, libre, créatrice, du moins dans
de certaines limites ; ce qu'il pense, il le veut, et alors il
l'exécute. Descartes a entrevu tout cela, il l'a énoncé ; mais
il a laissé à ses successeurs une gloire que Maine de Biran
a recueillie par ses persévérants efforts. « Le développement
» de ces principes », a dit Cousin, « a été pour Maine de
» Biran l'œuvre d'une vie entière, et par là il est devenu
» notre maître à tous. » Stahl, disons-le, a été le précur-
seur de Maine de Biran.

Nous reproduirons ici ce qu'il y a de plus saillant dans les
§§ LXXXI et LXXXIII *Du mécanisme*, etc., qui renfer-
ment tout ce qu'il faut pour renverser les objections et les
fausses accusations de matérialisme et de panthéisme élevées
contre Stahl. Notons, en passant, qu'il suffira de méditer
les trois traités précédents, ou seulement l'un d'eux, pour
connaître Stahl dans toute sa grandeur, quand on aura saisi
l'esprit général de sa méthode.

Résumons-nous en quelques mots : — 1° Bacon et le
Baconisme ont perfectionné en quelques points l'expérimentation externe et physique et l'induction ; dans tout
le reste, ils ont fait bien du mal à la méthode et porté
à la méthode historique un coup dont elle a bien de la

peine à se relever. — 2° Descartes, plus heureux, a profité en grande partie de Bacon ; il a, de plus, développé largement, sans l'épuiser, la méthode expérimentale interne ou psychologique et le Rationalisme ; il a été pourtant incomplet sur toutes ces questions, et a peu fait pour la méthode historique. — 3° Leibnitz a tenté d'associer Bacon et Descartes, le Platonisme, l'Aristotélisme, la Scholastique ; il a remis en lumière la méthode historique ; il a compris la force de l'Hippocratisme et les ressources philosophiques de la science médicale ; il est le fondateur de l'éclectisme moderne ; malheureusement il n'en a pas eu une notion nette et suffisante. Nous devons admettre, en effet, trois sortes d'éclectismes : l'*éclectisme par juxtaposition, ou syncrétisme*, le plus répandu et le plus défectueux de tous ; l'*éclectisme par fusion*, qui vaut mieux ; enfin, l'*éclectisme par intus-susception ou organo-génétique*, comme disent le docteur Werber et les Allemands : celui-ci est le véritable éclectisme ; c'est celui vers lequel nous tendons, vers lequel nous marchons : Leibnitz est sur la limite des deux derniers. — 4° Deux hommes surtout représentent l'éclectisme organo-génétique : ce sont Bossuet et Stahl ; nous le trouvons aussi, à la même époque, à Montpellier.

Leibnitz eût atteint le but, si, poursuivant les notions exactes qu'il s'était formées, il n'eût pas fait naufrage au port quand il voulut tenter une théorie ; s'il n'eût pas dévié dans sa *Monadologie*, et ne fût pas tombé dans un abîme avec son *Harmonie préétablie* et son *Optimisme*, qui l'ont conduit à ce *Panthéisme spiritualiste* dont le soupçon même lui causait tant d'effroi. Là, sans le vouloir, il donne presque la main à Spinosa ; aussi est-ce principalement sur ces points et sur tout ce qui s'y rattache, que porte la vigoureuse argumentation de Stahl dans son *Negotium otiosum*. Poussé malgré lui dans ses derniers retranchements, et devenu ainsi agresseur, Stahl, tout en adoucissant ses formes, démontre que Leibnitz se perd d'abord dans les abstractions, et finit, quand il passe de l'abstrait au concret, par devenir panthéiste spiritualiste ; tandis que Stahl demeure toujours dans le spiritualisme vrai, dans l'orthodoxie rationnelle, raisonnante, expérimentale, qui est aussi l'orthodoxie théologique, philosophique et médicale.

5° La Méthode Stahlienne est, comme celle de Bossuet, la Méthode Thomiste, la méthode complète et vraie ; c'est elle qui doit servir de base à toute bonne science ; c'est aussi, disons-le hautement, celle de l'École de Montpellier : on peut et l'on doit la modifier, l'étendre, l'agrandir dans ses détails et ses applications ; mais on ne saurait, sans danger, la changer dans son esprit et dans son ensemble. Appliquons-lui ces paroles d'Hippocrate : « La médecine a » trouvé depuis long-temps sa route, sa méthode ; celui qui » veut en sortir et qui prétend lui imprimer, par ce moyen, » de nouveaux progrès, se trompe d'abord et trompe ensuite » les autres [1]. »

Pour compléter cet aperçu, qui ne peut être que très-superficiel, il faudrait, après avoir considéré la méthode en elle-même et dans son triple procédé expérimental, rationnel et raisonnant, historique et traditionnel, l'étudier dans ses moyens et dans ses applications. Disons seulement que les moyens méthodologiques sont surtout : la *définition* (procédé synthétique), la *division* (procédé analytique), le *syllogisme* (procédé démonstratif). Stahl a répandu une grande clarté sur ces sujets bien obscurs pour beaucoup d'entre nous : la méthode appliquée sert à découvrir la vérité (invention), à l'enseigner et à la répandre (pédagogie, enseignement), à combattre l'erreur (polémique, criticisme) ; dans tout cela Stahl présente une grande supériorité.

On n'a point assez reconnu que Stahl, comme Hippocrate,

[1] *De priscâ medicinâ*, p. 1.

Aristote, S. Thomas, embrasse tout à la fois le triple procédé sur lequel nous sommes plusieurs fois revenu : ainsi,
M. Lemoine ne voit guère en lui que la méthode expérimentale et l'induction; M. Lassègue [1] aperçoit surtout sa méthode
à *priori* ou rationnelle : chacun d'eux n'a insisté particulièrement que sur une des faces de la Méthode Stahlienne,
et a été ainsi incomplet.

Notre jugement sur la méthodologie de Bacon et de
Descartes étonnera sans doute les Baconiens enthousiastes
et les Cartésiens *quand même;* ils ne voudront pas comprendre que, si le Baconisme a fait beaucoup de bien, il a
fait peut-être encore plus de mal à la médecine ; que le
Cartésianisme médical, d'une utilité incontestable d'ailleurs,
a été plus d'une fois nuisible. De Maistre, malgré ses atta-
ques passionnées contre le Baconisme, a provoqué les réac-
tions salutaires de Jouffroy, Gratry, Bordas-Desmoulins :
ce dernier, grand penseur, est injuste envers l'Aristotélisme
et le Thomisme qu'il ne connaît pas assez. Il faut consulter
ces écrits et ceux de M. Pidoux, élève de M. Bordas-Desmoulins, en faisant remarquer que notre savant Confrère a
dépassé le but. Quant au Cartésianisme, Bordas-Desmoulins
l'a parfaitement exposé, compris et agrandi; il nous paraît
seulement l'avoir exagéré. M. Pidoux est resté trop fidèle
à son maître. Peu clair dans ce qu'il a écrit sur Stahl, il ne
nous paraît juste ni à son égard, ni à l'égard de l'École de
Montpellier ; il croit à tort, selon nous, que ces doctrines,
qu'il n'a pas suffisamment étudiées, bien qu'il leur emprunte
beaucoup, ne constituent pas le véritable Hippocratisme.

VI. Logique. — La méthode et la logique se tiennent
par des liens très-intimes; aussi tout ce que nous avons dit
de la première est vrai pour la seconde. Le fameux arrêt de
Bacon : «*Logica quæ est in usu in scholis, non valet in*

---

[1] *Thèse sur Stahl.* Paris, 1846 ; et *Étude sur Stahl, à propos de l'aliénation
mentale (Ann. médic.-psycholog.*, T. III , p. 40 , 1844).

» *scientiis* », exact pour la mauvaise scholastique, est faux pour la bonne; il se retourne contre Bacon, dont la logique est défectueuse; celle de Descartes vaut mieux, bien qu'incomplète. C'est au Baconisme et au Cartésianisme que nous devons l'anarchie et le mépris dans lequel la logique est tombée pendant long-temps; elle se relève aujourd'hui, et nous reviendrons, en y ajoutant quelque chose, à la vraie logique, c'est-à-dire à celle de S. Augustin, de S. Thomas, de Bossuet et de Stahl; ce dernier y attache le plus grand prix. Comment raisonner, dit-il en plusieurs endroits, avec des hommes qui ne savent pas la logique [1]?

VII. MÉTAPHYSIQUE ET ONTOLOGIE GÉNÉRALES. — Le caractère de la métaphysique porte l'empreinte de la méthode et de la logique qui ont servi à sa construction ; aussi Bacon a-t-il mutilé la métaphysique, en ne conservant guère que sa partie physique ; il a profondément altéré nos notions à ce sujet, et Newton, peu métaphysicien, malheureusement pour lui et pour nous, l'a suivi de trop près. Sans dire, avec Bordas-Desmoulins, que Bacon a été le fléau de la métaphysique et qu'il l'a anéantie, nous sommes forcé de convenir qu'il lui a fait un très-grand mal, et qu'il a répandu à ce sujet une confusion prodigieuse et de grandes erreurs. Descartes a été infiniment plus heureux, et cependant il s'est égaré plusieurs fois. Leibnitz a fini par mériter le même reproche. Bordas-Desmoulins, malgré son respect pour ces deux grands hommes, a signalé quelques-unes de leurs erreurs sans les indiquer toutes. M. Bordas-Desmoulins, l'un de nos plus profonds métaphysiciens, est assez souvent obscur; il nous paraît même dévier un peu, soit dogmatiquement, soit historiquement, quand il aborde les questions fondamentales de la *substance* et de l'*infini*, qu'il a traitées avec une remarquable supériorité. M. Pidoux mérite les mêmes éloges et les mêmes reproches. Est-il tout-

[1] *Ars sanandi.....* Voy. Stahl, *De logicâ medicâ.*

à-fait à la hauteur du philosophe dont il a adopté les doctrines? Nous dirons : non, si nous l'avons bien compris.

S. Thomas, Bossuet, Stahl sont allés plus haut que tout cela, et nous sommes surpris que M. Lemoine ait pu dire que Stahl n'est pas précisément un philosophe, qu'il n'aborde les questions philosophiques qu'en passant, incidemment, à propos d'un point de médecine. Comment n'a-t-il pas vu qu'il y a dans les œuvres de l'illustre Professeur de Halle une ontologie et une métaphysique générale complètes, embrassant l'étude entière de l'*être réel* ou de l'*existence* réelle, considérés en eux-mêmes et dans leurs différents modes, ainsi que celle de la *connaissance,* examinée sous les mêmes points de vue. Tout ce qui se rattache aux catégories aristotéliques, transportées dans le monde réel et concret, et sortant du monde logique ou abstrait, est traité et envisagé par Stahl avec une supériorité, une étendue et une profondeur surpassées seulement par S. Thomas et Bossuet, dans un domaine plus élevé.

Ce qu'il y a de précieux pour nous, c'est que Stahl a porté dans la médecine les notions générales si précises et si claires qu'il avait à ce sujet : personne, avant lui, n'a été aussi loin dans l'analyse des principes métaphysiques réels, existant dans l'homme et dirigeant le corps, des ἐνόρμοντά d'Hippocrate, que M. Lordat recommande si justement à notre attention. M. Lemoine n'a pas été assez médecin pour voir tout cela; il nous semble même ne pas avoir suffisamment secoué, en fait de métaphysique et de psychologie, le joug des doctrines qu'on lui a enseignées, et dont les erreurs ou les lacunes ont laissé en lui des traces qu'il parviendra sans doute à effacer. Éclectique par fusion, il flotte entre Leibnitz, Descartes, le Cartésianisme moderne et Stahl, hésitant à tort dans certains passages, posant ailleurs des affirmations absolues qu'il ne peut pas justifier : il nous paraît ressembler à un homme qui, un peu égaré par ses guides,

cherche sa route au moyen d'une puissante lumière qui
est en lui et qu'il aperçoit peut-être confusément ; avec les
hautes qualités qui le distinguent, il arrivera complètement
au vrai, et rendra au Stahlianisme, au Thomatisme, à
l'Aristotélisme, à l'Hippocratisme et à l'École de Montpellier elle-même, une justice qu'il est disposé à leur accorder,
mais qu'il dispense encore avec trop de parcimonie. Stahl
et Bossuet sont ses héros qu'il a cherché à réhabiliter, et
cependant il dit que le Vitalisme est l'Animisme dépouillé
de ses grossières erreurs ; que Stahl, en y tombant, a été
entraîné dans tous les écarts d'une imagination déréglée ;
que Stahl a énervé les objections de Leibnitz plutôt qu'il
ne les a réfutées, car «on réfute au nom de la vérité, et
l'Animisme est une erreur [1]» ; que Bonnet, comme Van-
Helmont, est un philosophe rêveur, etc.

M. Lemoine veut se montrer rigoureusement juste envers
ses deux héros, Bonnet et Stahl : n'est-il pas devenu plusieurs fois injuste, pour éviter le reproche de ne pas être
impartial ? Ce savant Professeur a fait de louables efforts
pour reconstruire l'ontologie de Stahl ; seulement il ne s'est
pas engagé assez loin dans cette voie, presque inconnue
en France pour le Stahlianisme. Nous aimerions à le voir
poursuivre cette entreprise difficile : il nous dirait alors
quelle est sa pensée dernière : elle s'appuierait sur des
fondements tout-à-fait solides. Nous le ferons du reste
nous-même à nos risques et périls dans le cours de la
publication de cet ouvrage, sans nous dissimuler les obstacles à vaincre, puisque l'ontologie est une des parties les
plus faibles de notre philosophie, et que, pour parvenir
à la retrouver, il faut la chercher dans une interprétation
plus exacte du Platonisme, de l'Aristotélisme, du Thomisme, du Cartésianisme même, dont l'exposition nous
semble plus ou moins généralement altérée.

[1] Ouv. cit., p. 182, etc.

VIII et IX. Nous ne nous arrêtons point aux Doctrines Stahliennes sur la *morale* privée et publique, sur la *théodicée* et sur la *théologie* : ceci n'intéresse guère pour le moment.

X. Arrivons à la *psychologie*. — Pour déterminer la nature et l'essence de l'âme, pour analyser ses facultés et saisir sa substantialité, Stahl fait usage d'abord de la méthode expérimentale externe et interne, qu'il unit habilement à la méthode rationnelle et raisonnante. Arrivé à son résultat dernier, il le compare, au moyen de la méthode historique et traditionnelle, aux doctrines des philosophes, des médecins, des théologiens du premier ordre qui l'ont précédé ; il constate avec bonheur qu'il est en parfait accord avec eux : il a donc en sa faveur la sanction de l'expérience, celle de la raison, de l'histoire, de la théologie ; et la vérité de sa doctrine fondamentale : « *Anima est præses actuum in homine* », brille à ses yeux de tout l'éclat que lui communiquent l'assentiment de l'expérience, celui de la raison et du consentement général de l'humanité, représenté tout à la fois par l'opinion des masses et par celle des philosophes, des médecins et des théologiens. De plus, la Révélation divine vient lui donner sa plus haute certitude, puisqu'elle est au-dessus de toute attaque et de tout doute. « Cette » vérité », dit-il, « est la plus certaine, parce qu'elle est la » plus simple, la plus ancienne ; qu'elle peut être démontrée » expérimentalement, rationnellement, historiquement, et » qu'elle est d'accord avec les autorités les plus nombreuses, » les plus grandes, les plus sûres. » C'est alors qu'il aborde la polémique ; qu'il concentre les objections spécieuses ou réelles et fortes qu'on peut lui adresser, et qu'il les réfute en allant au fond des choses et se servant, à l'aide d'une logique sévère, des principes métaphysiques qu'il a déjà établis.

L'âme, toute spirituelle qu'elle est, dirige, chez l'homme,

toutes les fonctions organiques, sensitives, intellectuelles et morales par des facultés et des forces diverses que Dieu a mises en elle, et qu'il a soumises à des lois parfaitement conçues, pour atteindre les buts divers auxquels il l'avait destinée.

L'âme a des fonctions qu'elle remplit en commun avec le corps : ce sont les fonctions organiques et sensitives : elle a de plus des fonctions qui lui sont propres, qu'elle accomplit seule, en se servant néanmoins de certains éléments qu'elle puise dans son union avec le corps. Ses fonctions propres sont : l'intelligence, la volonté rationnelle et raisonnable, les modes affectifs de l'ordre le plus élevé, propres à l'homme seul et base de la moralité, etc. C'est pour cela que l'âme a en propre sa raison supérieure (le λόγος intellectuel), le raisonnement (*ratiocinatio, λογισμός, διανοία*), et enfin la volonté, les modes passionnels d'un ordre élevé, supérieurs aux sens, qu'il ne faut pas confondre avec ces passions charnelles, ces concupiscences dont parle l'Église, et qui lui sont communes avec les animaux.

Nous venons de parler des fonctions propres de l'âme, de ses facultés du premier ordre qui distinguent l'homme, et dont l'ensemble constitue l'entendement supérieur des Platoniciens, des Aristotéliciens, des Scholastiques, de Stahl lui-même ; mais, au-dessous de ces fonctions et de ces facultés, il y en a d'autres qui appartiennent aussi à l'âme, qui les surveille et les dirige, puisqu'elle est la forme substantielle ou *entéléchie* du corps organique vivant, en tant que tel, comme disent S. Thomas, Aristote et Stahl. C'est par ces facultés que l'âme rationnelle commande au corps, dont elle a besoin pour accomplir ses fonctions propres, pour y puiser une partie des matériaux avec lesquels elle fait ses pensées, pour y trouver les instruments à l'aide desquels elle transmet ses idées et exécute ses volontés. Ici le corps est l'instrument, la machine, l'officine de l'âme ;

celle-ci doit l'entretenir, le soigner, le connaître pour en faire usage.

Stahl compare le corps à un instrument que l'ouvrier (l'âme) doit étudier à fond pour effectuer son œuvre.

Les Spiritualistes exagérés, ainsi qu'on le remarque, ont eu une idée fausse de l'homme, quand ils l'ont réduit à n'être qu'une *âme.* L'homme, comme dit S. Thomas, est *anima utens corpore;* il n'est pas un ange, esprit incorporel, encore moins un esprit pur, attribut exclusif de Dieu [1]. L'âme, d'après la doctrine de l'Église, est si essentiellement unie au corps, que l'homme est incomplet quand ce dernier lui manque. Au moment suprême et définitif de notre résurrection, lorsque nous arriverons à notre destination dernière et éternelle, notre âme se réunira à notre corps transformé. Croire le contraire et supposer que l'adjonction du corps amoindrit l'âme et lui enlève quelque chose, c'est commettre une double erreur, philosophique et théologique.

Or, puisque l'âme a ainsi besoin de son corps, puisqu'il faut qu'elle le connaisse et l'entretienne, elle doit avoir en elle des facultés conservatrices, directrices et même productives. L'âme est donc *præses actionum vitalium;* elle ne vit point d'une vie corporelle, mais elle vivifie l'instrument au sein duquel elle est placée et en anime toutes les parties : elle n'est pas seulement le *pilote;* elle pénètre dans les *voiles,* dans le *bois*, dans tout ce qui constitue le vaisseau; elle s'incorpore avec lui, tout immatérielle qu'elle est; elle le touche de toutes parts au moyen d'un contact métaphysique, distinct, suivant les théologiens, du contact physique, et réalise le mythologique vaisseau des Argonautes dont toutes les parties, dit Galien, étaient animées.

Le corps a donc en lui des forces physiques, chimiques,

[1] On sait que certains Stoïciens disaient : *Et nos Dii sumus.* Le Panthéisme spiritualiste fait de l'homme un Dieu ; le Panthéisme matérialiste le rabaisse au niveau de la brute.

vitales, qui lui sont inhérents, et que l'âme excite, soutient et coördonne en les enchaînant d'après les lois que l'expérience fait connaître : ces forces sont la plasticité, la motilité et leurs divers modes, etc. Aussi Stahl admet-il des forces vitales organiques, se rapprochant ainsi de nos Organiciens modernes ; il pense que ces forces existent dans les fluides comme dans les solides ; il affirme de plus que l'âme est douée de facultés organiques et vitales correspondantes, directrices, ayant la mission de diriger les forces inhérentes au corps. Au-dessus de ces facultés inférieures, l'âme possède des facultés supérieures et propres. Le Professeur de Halle est, comme on le voit, organico-vitaliste et animiste.

On a singulièrement altéré sa pensée, en disant, que, pour lui, l'âme digère dans l'estomac, sécrète dans le foie et pense dans le cerveau ; nullement. Sa pensée a été nettement formulée par Bordeu : « L'estomac digère au moyen de » la chaleur, des ferments, de sa force vitale digestive ; le » foie, les glandes salivaires, etc., sécrètent en vertu d'élé- » ments physiques et chimiques, et, de plus, par leurs » forces vitales sécrétantes. L'âme immortelle excite, régu- » larise, surveille, éclaire ces actes de chimie vivante ; elle » pense, à l'aide de ses facultés intellectuelles, en s'appuyant » sur le cerveau comme sur un instrument. »

L'âme n'est point renfermée dans le cerveau, elle est partout. Comment concevoir, en effet, qu'un esprit, un être immatériel sans étendue, occupe un point fixe dans le corps ? C'est se faire de l'esprit et des esprits une idée toute matérielle et bien étrange. Les esprits sont des êtres à part, que la pensée conçoit quand elle se replie sur elle-même, mais qu'elle ne peut point se représenter figurativement sous une image corporelle, car ils ne seraient plus des esprits. C'est ainsi qu'on se trompe quand on veut placer Dieu au milieu du monde visible. Dieu, dans son infinité, enveloppe de toutes parts le monde visible et fini qu'il a créé; il le limite. On se demande : Qu'y a-t-il au-delà de l'univers visible? Pourquoi ne s'étend-il pas à l'infini? Ce qu'il y a, ce qui forme sa limite, c'est Dieu, c'est l'infini même. Les Néo-platoniciens d'Alexandrie disaient que l'âme enveloppe le corps [1].

Ici survient une grande difficulté qui a arrêté Leibnitz et lui a fait imaginer son *Harmonie préétablie*. Ce philosophe, en effet, partageant l'erreur de la philosophie antique, combattue et attaquée par Aristote, déclare qu'un esprit ne peut agir sur un corps, parce que lui, Leibnitz, n'a pas une idée claire et distincte de cette action ; alors il imagine son étrange théorie de l'*Harmonie préétablie,* qui détruit toute action des êtres les uns sur les autres et les liens intimes qui les unissent. Stahl, au contraire, suivant ici la doctrine aristotélique, celle de l'Église et de S. Thomas, admet, ce qui est évident, que les êtres immatériels, les forces et les esprits agissent sur les corps; nous savons, en effet, que Dieu est un esprit et qu'il agit sur le monde corporel. Les esprits, on le sait, ont des pensées et des volontés qui peuvent très-bien passer de l'abstrait au concret, revêtir des formes physiques et produire des actes matériels. Le peintre, le poëte, le sculpteur revêtent leur pensée d'une forme matérielle avec le pinceau, la parole, le ciseau; alors naissent les chefs-d'œuvre d'un Raphaël, d'un Homère, d'un Michel-Ange, qui expriment et représentent leur pensée créatrice, l'incarnent sur la toile ou sur le marbre, la rendant ainsi visible aux yeux de tous et lui assurant l'immortalité. Rien n'est moins matériel que notre volonté, et néanmoins elle imprime à nos membres ces mouvements si délicats ou si énergiques, si admirablement coordonnés, qui nous permettent d'exécuter tant d'actes merveilleux que notre pensée conçoit, auxquels notre volonté s'at-

[1] *Voy.* Plotin, Proclus, et M. Ficin, *De theologiâ Platonis,* Commentaires, etc.

tache et dont l'accomplissement excite tous les jours notre admiration. L'âme, pour tous les actes, est, comme pour les actes volontaires, provocatrice, directrice des forces qui produisent ces actes et en assurent la merveilleuse exécution. Voilà ce que fait l'âme pour les fonctions purement vitales et organiques, pour celles qui lui sont communes avec le corps : ici elle se sert de ses facultés inférieures ; elle ne digère pas, elle ne sécrète pas ; elle profite des forces vitales motrices, digestives, sécrétantes et inhérentes à lui, forces physiques, chimiques ou super-organiques, instrumentalement disposées en système ; elle les provoque, les fait passer de la puissance à l'acte, les dirige sous le rapport de la quantité et de tous les modes, en les coordonnant vers le but qu'il s'agit d'atteindre, vers l'acte final qu'il faut accomplir. C'est à l'aide de ces facultés, harmoniquement en rapport avec les forces corporelles, que l'âme surveille les fonctions inférieures, la digestion, les sécrétions, les excrétions ; et elle ne déroge point par cet acte de surveillance, pas plus que Dieu ne déroge en s'occupant des êtres inférieurs auxquels sa Providence s'étend dans la mesure convenable. Quant aux actes supérieurs, d'intelligence, de pensée, de volonté, l'âme les exécute toute seule, bien qu'elle se serve aussi du corps dans des limites qu'il faut admettre sans les exagérer. Elle se sert, pour cela, des facultés humaines spécifiques, qui séparent l'homme, par un abîme, des animaux brutes, avec lesquels on ne parviendra jamais à le confondre, quels que soient les efforts auxquels on se livre pour le faire descendre aussi bas.

L'être humain, fait pour rester uni à un corps qu'il conservera après sa transformation, même au milieu des esprits, quand il sera en la présence de Dieu, est un intermédiaire entre l'ange et l'animal ; malheureusement, il est souvent bien près de ce dernier pendant sa vie passagère, mais il se placera auprès de Dieu, comme l'ange, quand il aura franchi les limites de ce monde, et qu'il occupera la place et le rang qu'il aura mérités. On voit maintenant ce qu'il faut penser de ceux qui ne veulent point que l'âme qui digère soit aussi celle qui a fait l'*Iliade* ou le tableau du *Jugement dernier*; c'est la même âme, par des facultés diverses, mais non incompatibles. Le principe animateur des animaux, qui n'est qu'une forme passagère et non une forme substantielle et immortelle, ne peut ni penser dans le sens véritable du mot, ni exécuter des actes véritablement moraux. Que dirait-on de celui qui parlerait de la moralité d'un reptile ou d'une chauve-souris? Mais l'âme humaine peut très-bien être la forme d'un corps vivant, en tant que vivant, c'est-à-dire provoquer et diriger les actes vitaux, en même temps qu'elle conçoit et exécute les chefs-d'œuvre littéraires, artistiques et scientifiques. Les objections puisées à la source que nous indiquons, n'ont aucune espèce de valeur.

Dieu est en dehors du monde qu'il a jeté dans l'espace, hors de lui-même, et dans lequel il pénètre de tout côté par sa *pensée* et par sa *volonté*. Ceux qui se sont familiarisés avec l'étude de l'infini relatif et de l'infini absolu, du zéro relatif et du zéro absolu, qui est le véritable néant; ceux qui, suivant Leibnitz dans les voies si compliquées et pourtant si simples du calcul infinitésimal, sont partis de là pour s'élever à toutes les hauteurs de la métaphysique, concevront ce qui précède, et verront s'éclairer d'une nouvelle lumière les doctrines de S. Paul, S. Augustin, S. Thomas. Ils pénètreront, avec Pascal, dans la connaissance de l'infiniment *grand* et de l'infiniment *petit,* double infinité qui donne la clef des parties les plus élevées des mathématiques et de la vraie métaphysique qui les domine. Sachons bien qu'il y a des infiniment petits, comme des infiniment grands, de divers degrés, que nous manions parfaitement à l'aide du calcul, qui sont des quantités réelles que nous pouvons traiter sans erreur comme des zéros de différents ordres, et qui sont infiniment éloignés les uns des autres, et plus éloignés encore du zéro ou néant réel qui leur sert de limite. Ce ne sont point là des énigmes ; c'est tout simplement du calcul infinitésimal [1].

Quand on dit que le corps, qui est pourtant quelque chose, est un zéro ou un rien devant l'âme, on a raison ; on dit plus justement encore que l'âme humaine est un zéro devant Dieu ; mais ce zéro est nécessairement une grande chose quand on se pénètre de ses inévitables destinées, fondées sur la raison, la justice et la bonté divines. C'est alors qu'on est assuré de l'immortalité de l'âme, de sa vie future, de sa destination dernière. Ces convictions inébranlables, humainement et philosophiquement parlant, acquièrent leur certitude suprême et dernière par la doctrine révélée, parfaitement en harmonie avec la conscience et la tradition constante de l'humanité tout entière [2].

L'âme, dit Stahl, ne peut pas rigoureusement être dite *vivante* d'une vie identique à la vie *corporelle* ; à ce point de vue, elle est plutôt *vivifiante,* et mérite le nom aristotélique de ἀρχή ἑωτική. Sa vie propre, à elle, est d'une autre nature ; ainsi envisagée, elle est, comme le dit encore Aristote, un genre d'âme à part, constituée dans son espèce propre par ses facultés supérieures.

Pour confirmer et éclaircir ce qui précède, citons un ou deux passages du traité *De mecanismi, etc.* : « Je répète et » je soutiens ce que personne ne conteste à l'égard des mou-» vements volontaires, que l'âme, par une action réelle et » très-positive, peut non-seulement *provoquer* ou *susciter les*

[1] *Voy.*, pour plus de détails, les ouvrages de Cournot, Bordas-Desmoulins, Lamarle, et la logique du P. Gratry.
[2] *Voy.* T.-H. Martin, *De la vie future,* 2ᵉ édition, ouvrage éminemment scientifique : M. Martin, esprit sage et positif, est très-religieux, sans être mystique.

» *mouvements du corps*, mais encore les *diriger absolument,*
» tant sous le rapport de la *quantité* que sous celui du *but*
» *final.*

» Mais il faut ici se tenir sur ses gardes, afin de ne pas
» confondre, dans le feu ordinaire de la controverse, les *con-*
» *cepts métaphysiques* et *abstraits,* avec les *choses* purement
» *physiques,* ce qui arrive parfois avec une certaine appa-
» rence de droit et de raison. Il faut donc redouter de faire
» figurer ici une idée purement métaphysique, abstraite,
» comme l'idée d'une chose absolument immatérielle touchant
» la direction de l'acte du mouvement, qui est, par sa na-
» ture, si distincte du mouvement lui-même. C'est en com-
» mettant cette confusion, que l'on arrive à croire que le
» mouvement physique peut avoir, pour cause première,
» un autre agent qui vienne se surajouter au mouvement
» physique, et même au moteur physique. Remarquons, en
» effet, que la direction, chose purement métaphysique
» quand on la considère à un point de vue abstrait, peut
» recevoir un mode physique quand on passe à la réalité
» concrète ; elle peut ainsi partir d'une cause ou d'un *principe*
» *immatériel* pour se transmettre et aboutir à un sujet
» corporel. C'est comme quand on dit qu'une fiction de la
» pensée (une pensée) peut immédiatement, naturellement
» et absolument, être transformée en acte réel et corporel.

» C'est ainsi que raisonnent ces philosophes qui *refusent*
» *à l'âme le mouvement lui-même et son droit sur ce mouve-*
» *ment,* en tant que tel, et qui prétendent que ce mouvement,
» *venant d'ailleurs,* se produit d'une *manière toute spontanée,*
» ajoutant même qu'une direction ne lui est donnée et im-
» primée qu'au moment même où il s'exécute et est mis en
» jeu [1]. «

[1] *Voy.* traduction *Du mécanisme*, etc., § LXXXI, p. 329, et le texte, p. 33,
éd. 1737, Halle : « *Ubi tamen cavendum esse puto, ne, dùm aliàs vehementer*
» *protestari mos est, metaphysici conceptus physicis negotiis immisceantur,*
» *et hoc quidem jure, modo rectè fiat; ne inquam hoc loco revera metaphy-*

Ainsi, pour Stahl, les mouvements que présente le corps lui viennent de sa force motrice propre; l'âme ne fait que les *susciter*, les *provoquer*, les *diriger*, sous le rapport de leur intensité et du but qu'il faut atteindre; elle est excitatrice, directrice, en un mot, *præses motuum*. Mais comment fait-elle cela? Elle le fait avec un mode analogue à sa nature métaphysique et immatérielle; elle ne le fait point par un mode physique, comme le prétendent les philosophistes qui l'attaquent. Se figurer qu'une âme spirituelle, rationnelle, agisse physiquement et comme un corps, c'est la matérialiser, c'est lui faire perdre sa spiritualité; et Stahl, spiritualiste ici comme partout, s'élève énergiquement contre cette matérialisation de l'âme.

Citons encore une partie du § LXXXIII du même traité *Du mécanisme et de l'organisme*: « Quant à ce qui con-
» cerne cette autre question, savoir: s'il est vraisemblable
» que l'âme humaine ait pour but absolu et naturel de son
» mode d'être l'acte de la pensée, de telle sorte qu'elle trouve
» là ses affaires propres qu'elle traite absolument ainsi par
» elle-même, et qu'elle se borne, au contraire, à intervenir
» simplement dans les choses étrangères à cet acte, dont
» elle ne jouit que d'une manière secondaire et comme par
» emprunt, pour ses besoins, au point de vue de ces choses
» considérées en elles-mêmes; nous croyons, pour plusieurs

» sicus, abstractus, et ut rei magis absolutè immaterialis conceptus ingeratur
» de DIRECTIONE, simpliciter actui motus ita contradistincta, ut etiam ab alio
» agente proficisci, et motui superaddi seu adjici possit. Motui inquam physico,
» vel etiam moventi physico, directio, ut res purè metaphysica in abstracto,
» realem physicam concretionem, imo vero transmissionem à causâ immate-
» riali in subjectum corporeum, suscipere et subire possit. Quasi diceres,
» fictionem mentis simpliciter et absolutè in effectum realem et corporalem
» deduci posse, immediatè.
» Ita enim philosophantur illi qui animæ nec ipsum motum, nec ullum
» jus in eumdem quá talem, permittunt, sed ipsum penitùs aliundè, et planè
» suá sponte fieri adserunt, fienti actum, imo vigenti solum adjici atque immitti
» directionem. »

» bonnes raisons, qu'on peut être fermement convaincu de
» la vraisemblance de cette opinion.

» En effet, *à priori* : 1° cet acte intellectuel de l'âme
» humaine, par lequel nous concevons et nous connaissons
» le système entier de la Création, avec toutes les circon-
» stances qui l'accompagnent, et qui non-seulement nous
» fournit la preuve évidente de cette merveilleuse, intime,
» inimitable, incompréhensible faculté qui est en nous,
» mais, de plus, nous permet de nous élever à la connais-
» sance des causes qui produisent ces effets merveilleux, et
» à celle même d'une cause ou d'un ouvrier unique auquel
» tout cela se rattache ; cet acte d'intelligence, dis-je, est
» d'une bien plus grande dignité que tout autre acte, quel
» qu'il soit, qu'on puisse trouver ici-bas.

» 2° L'acte de l'intelligence a donc été probablement établi
» pour s'exécuter *par lui-même,* d'une manière positive,
» absolue et simple, et non pour avoir lieu par un mode et
» par je ne sais quoi de différent, d'une manière secon-
» daire et accidentelle, par rapport à quelque chose qui le
» devancerait.

» 3° Nous croyons certainement qu'il est très-vraisem-
» blable qu'on doive ajouter à cela d'autres causes particu-
» lières concurrentes, c'est-à-dire qui existent, agissent ou
» concourent naturellement et absolument en faveur de cet
» acte intellectuel, ou du moins qui travaillent en premier
» ordre et directement pour cet acte même, et non pour
» autre chose. »

La pensée de Stahl dans ce paragraphe, qui confirme ce
qu'il a déjà dit dans le § LXXXI, est parfaitement claire.
Le Professeur de Halle distingue nettement les actes vitaux
des actes intellectuels, et *vice versâ.* Pour les actes intellectuels, l'âme n'a pas besoin d'une intervention quelconque ;
elle agit directement par ses facultés supérieures, en se
servant néanmoins du secours fourni par quelque cause

concurrente. L'âme humaine a été placée ici-bas pour penser : c'est là sa vie, son but, son essence spécifique. Quant aux actes vitaux, l'âme y joue un rôle plus secondaire, parce qu'ils ont moins de dignité, parce qu'ils n'appartiennent pas à l'âme humaine en tant que intelligence, mais ils lui sont communs avec les principes animateurs des animaux ; pour ces actes, l'âme est provocatrice, régulatrice, ordinatrice. C'est au moyen des actes intellectuels que l'âme connaît ce qu'il y a de plus élevé dans la nature et l'existence non-seulement des causes secondes qui prennent leur part aux phénomènes de l'univers, mais encore d'un Dieu unique qui l'a construit et le gouverne. Ainsi, Stahl, en rattachant à une substance unique (l'âme intellectuelle) les actes psychiques et les actes vitaux, les place dans des rangs et des rapports bien différents par rapport à cette âme; il les conçoit par des *idées distinctes,* ainsi que le veut Barthez.

Il réfute, du même coup, les Sensualistes purs et les Matérialistes qui ne reconnaissent point à l'âme, comme esprit, la faculté de penser par elle-même et par ses propres forces, et les Malebranchistes qui supposent que Dieu pense pour nous. Il retient néanmoins des uns et des autres ce qu'il y a de vrai dans leur doctrine. L'âme profite des causes concurrentes, c'est-à-dire des sensations, de ses propres sentiments et de l'action divine, pour exercer l'acte intellectuel.

On voit, dès-lors, comment l'âme, qui est un esprit susceptible de communiquer avec elle-même, avec le monde extérieur, avec Dieu, pourra plus tard, quand elle sera détachée de la terre, continuer à vivre de sa vie intellectuelle avec Dieu et les esprits.

Voilà les magnifiques résultats auxquels Stahl arrive à l'aide de sa méthode psychologique, inductive, déductive et historique. Voyons, en quelques mots, cette doctrine en action.

INDUCTION. — Fidèle aux préceptes d'Hippocrate, qui veut que l'on connaisse les détails en étudiant le tout, le Professeur de Halle contemple le monde inorganique, puis les végétaux, les animaux et l'homme; il trouve ainsi des forces physiques et chimiques, de pures formes ou entéléchies vitales, et enfin l'âme humaine, substance formelle qui réunit en elle toutes les facultés nécessaires pour se servir des forces physiques, chimiques, et du système entier des forces vitales, sensitives, motrices et plastiques, de manière à conserver, entretenir et développer son corps, et qui, de plus, a des facultés intellectuelles, morales, etc., douées de *conscience*, de *volonté* et de *libre arbitre*. Il montre que les facultés par lesquelles l'âme dirige ses forces vitales, ne diffèrent point de ses facultés intellectuelles, de manière à ce qu'on soit obligé de les rapporter à une autre substance, ce qui romprait l'*unité humaine,* comme le fait si bien remarquer S. Thomas[1].

DÉDUCTION. — Une fois que sa doctrine est solidement établie par voie inductive et expérimentale, Stahl l'applique aux sciences physiques, chimiques, naturelles, anthropologiques, à la philosophie et même à la théologie, et montre que sa théorie rend compte, mieux que toute autre, des faits que l'expérience nous fournit.

MÉTHODE HISTORIQUE. — Enfin, Stahl prouve, par l'histoire de la médecine, de la philosophie, de la théologie, que tout cela est en parfaite harmonie avec ce qu'ont écrit tous les philosophes et les médecins spiritualistes, depuis Pythagore jusqu'au XVIIᵉ siècle; avec ce qu'a constamment enseigné l'Église depuis les Apôtres, les Pères de l'Église et leurs successeurs.

POLÉMIQUE. — Appuyé sur tous ces documents, Stahl renverse toutes les objections rationnelles, expérimentales, historiques et théologiques qu'on lui a opposées. En suivant

[1] *Summa theolog.*, part. Iʳᵉ, quest. 76, art. 3.

la même voie, il sera facile de réfuter tous les arguments contradictoires puisés aux mêmes sources, qu'on a lancés plus tard contre le Stahlianisme et qu'on essaie de reproduire de nos jours.

Nous n'insistons pas davantage sur la spiritualité de cette doctrine : ce qui précède suffit pour la démontrer sans réplique. On peut y joindre des preuves que nous rencontrerons à chaque pas, et qui convaincront les plus incrédules de cette vérité, savoir : que le spiritualisme de Stahl est plus vrai, plus pur, plus orthodoxe que celui de Descartes, de Leibnitz et de leurs partisans. Les théories de ces grands hommes nous placent sur une pente rapide qui nous conduit au sensualisme, au matérialisme, au panthéisme : les illustres chefs qui les ont fondées n'ont pas toujours évité ces conséquences, et voilà pourquoi leurs disciples n'ont pu s'empêcher d'y tomber.

Voyez, à ce sujet, Bordas-Desmoulins, Bouillier [1] et Renouvier [2] : « Il semble », dit Bérard, « que le sensualisme, le matérialisme, le panthéisme sont des tendances naturelles de l'esprit humain, qu'une philosophie sévère peut seule réprimer, et que ces doctrines communiquent ensemble dans les profondeurs d'un abîme qu'on a beaucoup de peine à éviter [3]. »

Ajoutons, avec S. Thomas, que ces considérations nous montrent l'indispensable nécessité des révélations successives que Dieu nous a données, et qui n'ont été complètes que lorsque le Christ est venu parmi nous, *et habitavit inter nos.*

Il serait intéressant de montrer les rapports qui existent entre le Stahlianisme avant Stahl et le Stahlianisme après lui ; mais ceci viendra en son lieu. Remarquons toutefois

[1] *Exposition du Cartésianisme.*
[2] *Manuel de la philosophie moderne.*
[3] *Rapp. du phys et du moral.*

que le Vitalisme de Montpellier, depuis Stahl, tout en faisant subir au Stahlianisme primitif les modifications les plus heureuses, en diffère bien moins qu'on ne le croit. Ainsi, même *origine*, Hippocratisme greffé sur le spiritualisme chrétien ; même *méthode*, rationalisme, expérimentalisme, méthode historique ; mêmes *principes* fondamentaux : ceci est évident pour Sauvages, Bordeu et leur école ; Roussel et Grimaud s'en sont rapprochés davantage encore, même par les formes ; ils avouent d'ailleurs tout haut leur Stahlianisme. Si Barthez a combattu Stahl avec force, peut-être même en dépassant un peu les justes limites, c'est qu'il craignait l'entraînement des disciples de Bordeu et de Grimaud ; c'est qu'il voyait avec quelle facilité on pouvait exagérer la Doctrine Stahlienne, de manière à altérer la pathologie et à désarmer la thérapeutique : mais, au fond, ces arguments, regardés de près et ramenés à leur juste valeur, ne présentent pas le caractère d'hostilité auquel il s'est laissé entraîner quelquefois dans ses expressions. Ce qu'il veut, c'est, dit-il, que l'on conçoive l'*âme pensante* et la *force vitale* par des idées distinctes.

Or, Stahl l'a fait avant lui, ainsi que nous venons de le voir, et Barthez, avec ce coup-d'œil du génie qui lui a permis d'affirmer que l'électricité et le magnétisme seraient probablement ramenés un jour au même principe, a dit aussi qu'il est possible que la *vie* et la *pensée* soient, plus tard, au moyen de faits nouveaux, démonstrativement rattachées à un même principe substantiel. N'est-ce pas là ce que Stahl avait déjà trouvé ? Barthez a-t-il pesé avec assez d'attention la valeur de ses démonstrations ?

Quant à M. le prof^r Lordat, voyons ce qu'il ajoute à tout cela, dans sa remarquable et profonde analyse des facultés de la force vitale et du sens intime, ou âme pensante. Notre savant Collègue trouve dans ces deux dynamismes métaphysiques seize facultés qui se correspondent :

SENS INTIME.	FORCE VITALE.
1º Unité.	1º Unité.
2º Égoïsme.	2º Égoïsme.
3º Personnalité.	3º Personnalité vitale.
4º Sensibilité.	4º Sensibilité vitale, ou suscep-tibilité.
5º Force de conception.	5º Force de conception (des modes morbides).
6º Force de réaction.	6º Force de réaction.
7º Activité interne.	7º Activité interne.
8º Liberté et volonté.	8º Spontanéité.
9º Affectibilité.	9º Affectibilité.
10º Raison directrice.	10º Puissance économique.
11º Philautie.	11º Instinct.
12º Aptitude créatrice.	12º Force plastique.
13º Croyance.	13º Contagion par admission d'une idée morbide.
14º Caractère.	14º Tempérament, qui est à la force vitale ce que le *caractère* est au sens intime.
15º Susceptibilité d'éprouver des phases.	15º Durée limitée avec des phases.
16º Habitude.	16º Habitude.

Nous examinerons plus tard si tous ces modes, ingénieusement rapprochés par M. Lordat, diffèrent chez l'homme par des caractères de nature ou seulement de degrés ; faisons remarquer, en passant, que M. Lordat admet, avec raison, des instincts intellectuels, consacrés du reste par le langage vulgaire, qui reconnaît l'instinct du génie par lequel les hommes supérieurs saisissent, par instinct et à l'avance, des vérités que l'on démontre plus tard. Rappelons ce mot de Pascal : « Le cœur a des raisons que la raison ne com-
» prend pas. »

Notons aussi cette phrase de Barthez : « Quand même on
» voudrait supposer (quoique sans preuves)[1] que, dans des
» cas rares, les opérations du principe de la vie indiquent

[1] Cette parenthèse n'existe pas dans la 1re édition de Barthez.

» quelque degré de prévoyance et de liberté, il faudrait abso-
» lument reconnaître que ces facultés supposées dans le
» principe vital y sont à des *degrés* infiniment au-dessous
» de ceux des facultés analogues de l'âme raisonnable [1]. »

En présence de ces observations, que nous développerons
davantage, sera-t-on étonné de voir Stahl écrire cette
phrase : « Après avoir considéré les choses dans leur fond,
» je trouvai que la force vitale ressemble à l'âme pensante,
» comme un œuf ressemble à un autre œuf, et, ne voyant
» dans leurs facultés correspondantes que des différences de
» degrés, j'ai cru devoir les rattacher à une seule et même
» substance » ? Barthez a redouté sans doute que, s'appuyant
sur des propositions de cette espèce et les exagérant, on ne
tombât dans des excès dont il voyait autour de lui bien des
exemples; il leur opposa ses considérations sceptiques sur
l'essence de la force vitale, considérations qu'on a *tournées
contre lui,* en l'accusant de se perdre dans des conceptions
abstraites et métaphysiques, ou de tomber dans la substan-
tialisation de la force vitale et dans la création d'une seconde
âme. Nous examinerons plus tard quelle est la valeur de ces
singulières objections, qu'on n'a cessé de lancer à Barthez et
à notre École.

Nous avons esquissé, à grands traits, la Philosophie de
Stahl; dans les volumes suivants, nous exposerons avec
détail sa Physiologie, sa Pathologie et sa Thérapeutique, en
montrant leurs rapports intimes avec sa Philosophie.

CHAPITRE II.

COMMENTAIRES SPÉCIAUX.

ARTICLE Ier. — Commentaire sur le *Parœnesis ad aliena à medicâ
doctrinâ arcendum.*

La médecine, par sa nature et son caractère propres, par
le rang qu'elle occupe dans les sciences, par ses rapports

[1] Barthez, *Nouv. élém.*, T. I, p. 88.

avec elles, offre, dans la théorie et dans la pratique, d'immenses difficultés : elle est très-générale et touche à tout; elle est très-spéciale et se distingue de tout; aussi avons-nous deux grands écueils à éviter. Si nous embrassons toutes les connaissances, ou que nous pénétrions trop exclusivement dans l'une d'elles, nous avons des notions étendues et superficielles, ou un savoir profond et trop limité; nous devenons des hommes universels en surface, ou des spécialistes étroits et emprisonnés dans un cercle trop circonscrit : dans l'un et l'autre cas nous manquons tout-à-fait le but, surtout si nous nous attachons à des sciences plus ou moins éloignées de celle qui doit principalement nous occuper.

C'est là ce qui existait au temps d'Hippocrate et dans le siècle de Stahl; c'est ce qui existe encore aujourd'hui. Ceux qui veulent ou qui croient tout savoir, dispersent leur temps et leurs efforts; ils possèdent tous les génies et connaissent tous les principes : mais ce qui leur manque, c'est le génie médical, c'est la connaissance de la science de l'homme. Les médecins calculateurs, physiciens, chimistes, anatomistes, etc., consument, emploient presque tous leurs instants à faire de grands progrès dans ces sciences, à développer en eux les facultés qu'elles exigent, à se revêtir de leur tendance spéciale; puis, quand ils abordent la pathologie et la thérapeutique, ils ne peuvent les étudier avec un soin suffisant : ils ne sortent point de leurs habitudes, et impriment à notre science et à l'art un caractère qui n'est pas le sien. Prenant le corps humain vivant pour une machine ou pour un alambic, ils le violentent par des traitements mécaniques, ne songent qu'à des opérations de laboratoire, et font une médecine théorique et une thérapeutique fort vantées par les mécaniciens, les mathématiciens, les chimistes, qui leur donnent, parmi ces derniers, une grande réputation; mais ils ne satisfont pas les médecins expérimentés, et sont de véritables fléaux pour leurs malades.

La médecine perd dès-lors toute son indépendance ; elle subit le joug de tous les progrès, en rétrogradant elle-même ; se meut et change suivant la direction du vent qui souffle ; s'asservit à tous les changements qui s'opèrent autour d'elle, à tous les caprices de la mode. Notre science n'a plus alors ni stabilité, ni spécialité, ni indépendance ; perdant sa dignité même, elle se voit accuser de n'être rien, de ne vivre que d'une vie étrangère : on la voit chercher un titre sans en obtenir aucun, et descendre aux tristes proportions d'un art purement professionnel, ou bien d'un simple métier que certains hommes relèvent par leur valeur propre, sans relever l'art lui-même, tristement soumis à tous les genres d'humiliations. Pour échapper à ces dangers, il est des hommes qui déclarent tout haut qu'ils renoncent à tout emprunt, qu'ils sont simplement médecins, empiriques et guérisseurs : quelques-uns d'entre eux, rétrécissant encore davantage le cercle dans lequel ils veulent se renfermer, se jettent dans un spécialisme qu'ils divisent et morcellent encore ; ils se disent médecins exclusivement ophthalmologistes, auriculaires, orthopédistes, lithotomistes ou lithotriteurs, etc.; ils se font gloire de ne pas être autre chose.

Pour mettre la médecine dans son véritable jour ; pour montrer ce qu'elle doit être dans toute son étendue, aussi bien que dans son exacte délimitation ; pour faire voir ce qu'elle doit emprunter et ce qu'elle a le droit de donner, Stahl, suivant l'exemple hippocratique, a écrit deux traités remarquables : le *Propempticum de philosophiâ Hippocratis* et le *Parœnesis,* ouvrages qu'il ne faut point séparer, si l'on ne veut s'exposer à accuser injustement Stahl, d'une part, de donner trop d'étendue à la médecine et aux études du médecin, de l'autre, d'en réduire beaucoup trop les proportions.

Il est bon d'y ajouter son opuscule : *De dissensu medi-*

corum, où il s'occupe de la prédominance successive de
l'Empirisme et du Rationalisme, des théories mécaniques,
chimiques, organiques, métaphysiques, etc., qui se sont
tour-à-tour détrônées, et dont les débats sans cesse renou-
velés et mal appréciés ont occupé longuement les historiens
de la médecine : ceux-ci n'ont pas su en retirer les grands
enseignements dont nous devrions profiter [1].

Le traité *De philosophiâ Hippocratis* est peu connu. On
y a fait peu d'attention, ainsi qu'aux autres opuscules dans
lesquels Stahl montre l'importance de l'érudition, de l'histoire, de la Philosophie, des sciences accessoires (Physique,
Chimie, Botanique, Histoire Naturelle, etc.), des sciences
préparatoires (Anatomie, Physiologie), des sciences d'application (Hygiène, Thérapeutique, Clinique) : on n'en a
pas suffisamment saisi l'esprit. L'on s'est attaché beaucoup,
au contraire, aux ouvrages dans lesquels il s'élève contre
ceux qui, peu fidèles au génie de la médecine, concentrent
tous leurs efforts et emploient presque tous leurs moments
aux études purement littéraires et philosophiques, ou même
aux sciences accessoires et préparatoires, dont il reconnaît
l'indispensable nécessité, mais qui à elles seules ne font

[1] L'*Histoire de la médecine*, de K. Sprengel, doit être lue avec la plus
grande précaution. L'idée première de cet ouvrage est excellente, mais l'exécution laisse beaucoup à désirer. L'auteur a voulu faire marcher de front
l'histoire de la médecine, celle de la philosophie et des diverses sciences, en
examinant leurs rapports mutuels et leurs relations avec le mouvement
politique, civilisateur et religieux : cela devait conduire aux plus heureux
résultats, en se décidant à consacrer beaucoup de temps à ce travail et à se
livrer à d'immenses recherches. Sprengel ne l'a pas voulu ou ne l'a pas pu;
aussi trouve-t-on dans son livre beaucoup d'inexactitudes dans les détails,
de légèreté dans l'exposition, d'erreurs dans les jugements; on y remarque
aussi un grand étalage d'érudition, mais celle-ci est malheureusement de
seconde main et on ne peut pas compter sur elle. Nous allons en citer un
exemple.
Tout le monde sait que Descartes fut élevé au collége des Jésuites de La
Flèche, et que le P. Charles prit de lui un soin tout particulier. Voici ce que
dit Sprengel : « La manière dont Descartes fut élevé par le *P. La Flèche*
» paraît être l'origine de la liberté de penser dont il fit preuve; car ce
« jésuite..... » (*Hist. de la méd.*, T. V, p. 43). *Ab uno disce omnes !*

pas le médecin. Abusant de quelques passages où il s'élève avec vigueur contre les tendances anti-médicales si marquées à son époque, et qui étaient représentées par les Iatro-mécaniciens et les Iatrochimistes dont l'influence s'exerçait de tout côté autour de lui, on a prétendu que Stahl conseillait de fermer les livres, de se renfermer en soi-même, de négliger entièrement la physique, la chimie, l'anatomie, dont l'étude était plus funeste qu'utile, et qu'il s'était proposé lui-même comme un modèle dans ce genre.

On a été plus loin, et l'on a affirmé que Stahl n'était qu'un théoricien, qu'il était nul en pratique, et que son naturisme exagéré réduisait le médecin à n'être que le stérile contemplateur d'une lutte dans laquelle il ne pouvait jamais intervenir.

On a déjà pu voir ce qu'il y a d'injuste et de faux dans de pareils reproches. Stahl prescrit l'usage et proscrit l'abus; il veut que les médecins étudient tout avec soin, mais il veut surtout qu'on s'attache principalement à ce qui a le plus d'importance pour le but pratique. On peut, quoique médecin, être un grand physicien, un grand chimiste, un excellent naturaliste; on peut même pénétrer dans tous les détails de ces sciences et leur faire faire des progrès considérables; mais alors, si l'on n'est pas un homme hors ligne, on ne peut être un bon clinicien. La masse des médecins ne doit pas oublier que, dans les études qui conduisent à la pratique, il ne faut jamais perdre de vue cette dernière, et que les sacrifices scientifiques qu'il est nécessaire de s'imposer doivent porter sur l'accessoire plutôt que sur l'essentiel.

Tel est le véritable esprit de la Doctrine Stahlienne; lui donner, comme on l'a fait presque toujours, une autre caractère et une autre portée, c'est la fausser et l'altérer de la manière la plus étrange.

Quant au reproche banal d'une thérapeutique nulle,

étroite, molle, qui ressemble, comme dit Leibnitz, à de l'onguent *miton-mitaine* [1], il est tout aussi peu fondé. On a dit que Stahl ne connaissait et ne recommandait que la méthode naturelle, ou tout au plus la méthode imitatrice : cela n'est point exact. On trouve aussi dans ses écrits des notions précises sur les méthodes empiriques, qu'il a même souvent appliquées. Nous nous bornerons pour le moment à indiquer le passage suivant : « *Certè enim hoc* » *pro solidissimo axiomate therapeutico atque practico,* » *verè clinico agnosco, habeo, constituo : quicumque* » *affectús spontaneâ ipsius naturæ energiâ, et satis cons-* » *picuis agendi methodis et successibus, nunquàm resti-* » *tuuntur, illorum artificialem etiam methodicam cura-* » *tionem reverà nullam esse ; nisi magis immediatus* » *contactus, ante omnia chirurgicus, locum seu potiùs* » *usum, habeat : sed unicè empiricis, specificis tracta-* » *tionibus ibi superesse locum, etc.* »

« Je regarde, je reconnais et je tiens pour très-solide et » très-vrai l'axiome suivant, *thérapeutique, pratique et* » *clinique* : toutes les affections qui ne peuvent être guéries » par l'énergie spontanée de la nature même, par des mé- » thodes et des modes dont l'action évidente n'échappe » point à nos investigations, ne sauraient pas non plus être » soumises à une thérapeutique artificielle, méthodique, à » moins qu'une action immédiate et surtout chirurgicale ne » trouve sa place et ne puisse être mise en usage : c'est » alors qu'il faut recourir à des traitements empiriques, » spécifiques, etc. »

De ce passage et d'un grand nombre d'autres où le Professeur de Halle s'occupe des méthodes empiriques, spécifiques, analytiques, etc., il ne faut pas conclure qu'il soit le créateur de l'analyse en médecine, de la doctrine des

[1] Leibnitz, *Epist. III ad Schelammerum* (professeur à Iéna); édit. Dutens, in-4°, T. II, p. 73.

éléments, de la véritable classification des méthodes thérapeutiques, ni qu'il ait poussé toutes ces grandes études à
leur dernier point de perfection : cette gloire appartient
spécialement à Barthez et à l'École de Montpellier ; mais
on ne doit pas non plus nier que Stahl ne soit entré dans
cette route si importante et si difficile : nous verrons même,
qu'avant lui, personne n'y avait pénétré aussi profondément.

On voit, par ce qui précède, que M. Lemoine n'est pas
juste quand il dit : « Sur certains points Leibnitz triomphe,
» cela est incontestable : s'il reproche à Stahl d'avoir trop
» méprisé l'anatomie, la chimie, la physique, ou plutôt
» l'application de ces sciences à la médecine, rien de plus
» juste, on y applaudira ; s'il se raille de sa thérapeutique
» innocente, on sourira, etc. [1] » Depuis plus d'un siècle on
répète ces objections, fondées sur deux ou trois passages
pris isolément et au hasard, en dehors de l'esprit stahlien,
et mal interprétés ; il est temps d'en finir et de rentrer dans
la vérité.

Les sujets fondamentaux, traités dans les deux opuscules : *De philosophiâ Hippocratis* et le *Parænesis,* ont été
repris, commentés, développés, élucidés par Sauvages,
Bordeu, Barthez, Lordat, etc. C'est l'objet du discours
de Fréd. Bérard, sur le *Génie de la médecine* [2]. Nous
engageons nos lecteurs à étudier avec attention cette œuvre
étendue et remarquable.

Art. II. — Réflexions et commentaires sur le Traité : *Disquisitio
de mecanismi et organismi diversitate,* « *Recherches sur la
différence, etc.* »

Cet opuscule contient des documents précieux sur les
plus graves questions de l'ontologie, et donne des solutions
qui doivent être connues des philosophes aussi bien que des

[1] Lemoine, *ouv. cit.*, p. 182.
[2] Montpellier, 1830.

médecins. L'auteur cherche à saisir, par l'expérience et la
raison, les rapports qui existent entre les divers êtres et
les différences qui les séparent. En le lisant, on ne peut
s'empêcher de se rappeler un beau chapitre de Barthez,
placé au début de ses *Nouveaux éléments de la science de
l'homme*.

1° Les êtres inorganiques sont de simples instruments
physiques et chimiques, pourvus de forces élémentaires et
simples, soumises à des lois peu compliquées ; ils obéissent
à des lois fatales, nécessaires, calculables : on ne trouve là
aucune trace de conscience et de liberté ; l'homme peut
imiter les effets qu'ils produisent, construire sur leurs
modèles des instruments du même genre, qui servent à
ses besoins et à ses plaisirs ; on parvient à les décomposer, à les reproduire. En eux rien de spontané ; ils subissent toutes les expériences et les expérimentations que crée
le génie des savants, et n'offrent rien qui ressemble à une
âme ou principe animateur.

Les anciens n'avaient point de physique et de chimie
proprement dite ; car ils prétendaient rencontrer des âmes
partout, confondant ainsi le règne inorganique avec le règne
vivant, et ne saisissant point le caractère spécial qui les
distingue.

2° Ce qui frappe d'abord dans les êtres organiques, ce
sont des phénomènes d'une bien autre nature, qui prouvent
en eux l'existence d'un principe intérieur complexe, composé de plusieurs facultés, d'un principe animateur. Ils
résistent plus ou moins par leurs forces propres aux modifications auxquelles nous voulons les soumettre. Quand nous
les décomposons, nous n'arrivons point jusqu'à ce principe
particulier qu'on appelle la *vie* ou la *force vitale ;* aussi nous
ne pouvons pas les reconstruire. Lorsque nous voulons les
imiter, nous n'obtenons que des contrefaçons grossières, et
nous ne pouvons, par aucune combinaison des éléments

qui sont en notre disposition, refaire le plus petit être vivant.

A mesure que nous nous élevons, en parcourant l'échelle des êtres organisés et vivants, le principe animateur devient plus complexe, plus unitaire, plus étonnant et plus insaisissable dans les phénomènes délicats et variés qu'il produit. La sensibilité apparaît d'abord d'une manière obscure et simple, puis elle est plus étendue, plus manifeste, plus variée : la liberté se montre de même renfermée dans des limites qui s'élargissent, et l'on arrive ainsi progressivement des végétaux aux animaux les plus inférieurs, de ceux-ci aux animaux plus parfaits, et enfin à l'homme, qui n'est plus un animal et qui commence le monde des esprits, nous conduisant ainsi jusqu'à Dieu, créateur et directeur de l'univers, source de cette providence qui s'étend à tout, et fait disparaître les traces de cette *fatalité*, dont le cercle était si vaste pour les anciens, et qui se restreint de plus en plus à nos yeux à mesure que nous pénétrons plus intimement dans la nature des choses.

Par le travail d'induction progressive auquel se livre Stahl dans le traité que nous commentons, il détermine la véritable notion de FORCE, d'AME, d'ENTÉLÉCHIE ; il sépare et distingue avec exactitude les êtres nombreux qui peuplent l'univers ; il échappe ainsi à cette confusion panthéistique de la vie universelle, qui nous ramènerait aux erreurs antiques, en confondant tous les genres de mouvements et de principes moteurs ; en faisant de la vie et de la pensée, de simples mécanismes.

Les Cartésiens n'ont pas su se mettre suffisamment en garde contre ce danger. Pour Descartes, l'animal vivant n'est qu'une machine ; Malebranche partage son opinion. L'homme même perd sa liberté, puisque ses idées innées viennent de Dieu (Descartes), et qu'il n'a point de prise sur elles. Malebranche va plus loin : c'est Dieu qui pense et qui agit en nous ; dès-lors, plus de responsabilité dans nos actes. Leibnitz, ainsi que le dit de Gérando, dont la doctrine est un mécanisme spiritualisé, n'a fait de l'homme qu'un *automate spirituel*, un miroir qui réfléchit la nature. Avec ces théories confuses, inexactes et incomplètes, toutes les sciences rentrent les unes dans les autres, se mêlent, et n'ont point de formules propres et distinctes.

Stahl débrouille ce chaos et y porte la lumière ; il sépare à jamais le monde vivant de celui qui ne vit pas, le mécanisme et le chimisme du vitalisme. La révolution a été si forte et si profonde que, depuis, le Vitalisme a toujours triomphé de toutes les doctrines contraires, et que M. Lordat a pu dire : « Tous les médecins sont vitalistes, les uns le » voulant et le sachant, les autres sans le vouloir, d'autres » enfin avec beaucoup de bonne volonté sans le savoir. »

Le Professeur de Halle a été plus loin : s'il avait distingué, avec raison, les *êtres inanimés* de ceux qui *vivent*, et ces derniers des purs esprits, il a affirmé que, chez l'homme, la vie et la pensée se rattachent à un même principe. L'on peut croire qu'en *unissant* ici, en distinguant, sans les séparer, la *vie* et la *pensée* qui sont deux *dynamismes* et non point deux *substances*, il a été aussi heureux qu'en séparant les forces purement inorganiques des forces vitales dont l'essence est bien différente. Stahl a donc été partout aussi remarquable en unissant qu'en séparant.

Leibnitz avait posé deux axiomes métaphysiques, vrais sous quelques rapports, mais exagérés ou faux sous plusieurs autres, qui ont entraîné aux plus dangereuses conséquences. Voici ces deux théorèmes : 1° *Natura non amat saltus;* 2° Les êtres n'agissent point les uns sur les autres, de telle sorte que l'action réciproque de l'âme sur le corps et du corps sur l'âme n'est qu'une apparence, une illusion, et qu'entre eux il n'existe d'autre lien que la volonté de Dieu, opérant ainsi un *miracle perpétuel*. Stahl, avec cette raison droite et ce talent d'observation qui ne l'abandonnent jamais, prouve qu'entre le règne inorganique et le règne organique, entre le végétal et l'animal, entre l'animal et l'homme, il y a un espace infranchissable, et que l'on ne trouve entre eux qu'un petit trait d'union établi par Dieu pour marquer des rapports qu'il faut connaître sans les exagérer.

Dans les œuvres admirables de la Création, tout se touche et tout s'isole; tout s'unit et tout se sépare; tout se ressemble et tout se distingue. Les cristallisations les plus délicates sont comme des rudiments d'organisation; la sensitive a une sorte de motilité presque musculaire plus prononcée dans les cils vibratils, s'accroissant dans les tissus fibreux musculoïdes des artères et des bronches : des globules sanguins on remonte aux monades ovulaires, aux spermatozoaires qui sont des animaux presque autant que certains parasites (les hydatides, avec leurs singulières transformations), aux phytozoaires (plantes-animaux), et aux zoophytes (animaux-plantes). Même gradation dans les actes et les facultés : entre les muscles volontaires et involontaires sont les muscles mixtes (muscles respirateurs, etc.); les muscles moteurs du pavillon auriculaire, échappant à la volonté chez beaucoup d'hommes, lui sont soumis chez quelques-uns, comme chez certains animaux, etc.; la sensibilité organique (non sentie) se transforme en sensibilité animale (sentie ou avec conscience) dans l'état morbide : dans les gastralgies et les gastrites l'on se sent digérer, et l'âme communique avec l'estomac de son corps par le sentiment de la douleur.

Tous les êtres vivants ont une âme, même les plantes, et Stahl lui-même l'a reconnu, bien que l'on ait assuré le contraire.

L'homme seul, parmi les êtres terrestres, a des idées intellectuelles, formule des jugements et des raisonnements; seul il a une volonté raisonnée; seul il crée des œuvres

pour atteindre un but bien calculé ; seul il se donne des lois
qu'il change d'après son libre arbitre ; seul il a des passions
nobles, élevées, qu'il dirige, et par lesquelles il peut dominer ses instincts terrestres et sensuels ; seul il a le sens
divin et le sentiment réfléchi de la Divinité ; seul il a la
parole pour exprimer ses idées et des moyens variés de les
peindre et de les fixer sous toutes les formes dont les arts
peuvent les revêtir, parce que seul il a des idées. Plusieurs
de ces facultés et de ces actes manquent chez les animaux,
même les plus rapprochés de nous ; mais il en est quelques-
uns dont ils présentent des vestiges, des traces fugitives,
des ombres passagères. Aussi Stahl trouve-t-il ridicule la
doctrine des animaux-machines, si chère aux Cartésiens et
que leur chef a empruntée au médecin Péreyra [1].

Les animaux ont un λόγος ; mais il diffère profondément,
dans sa nature, de celui que l'homme a dans son entendement supérieur ; ce dernier et le λογισμὸς n'appartiennent
qu'à l'homme ; c'est par son λόγος, fait à l'image et à la
ressemblance (*imagini, similitudini, adumbrationi*) du
Verbe divin, qu'il communique avec Dieu [2]. Cette commu-
nication du λόγος humain avec le λόγος de Dieu a été fortement exprimée par Aristote dans le passage suivant :
« Τὸ δὲ ζητ᾽ούμενον τοῦτ᾽ ἐστι, τίς ἡ τῆς κινήσεος ἀρχὴ ἐν τῇ ψυχῇ.
» δῆλον δὲ ὥσπερ ἐν τῷ ὅλῳ θεὸς, καὶ πᾶν ἐκεινῳ. Κινεῖ γάρ πως
» πάντα τὸ ἐν ἡμιν θεῖον· λόγου δ᾽ ἀρχὴ οὐ λόγος, ἀλλά τι κρεῖττον.
» Τί οὖν ἂν κρεῖττον καὶ ἐπιστημῆς εἴποι πλὴν θεός· ἢ γὰρ τοῦ
» νοῦ ἀρετη ὄργανον [3]. »

« Ce que nous cherchons, c'est le principe premier du
» mouvement dans l'âme humaine ; il est évident qu'ici,
» comme pour tout l'univers, c'est Dieu, dans lequel réside

---

[1] *Voy.* ses Œuvres, et Bordeu, T. II, p. 666.

[2] *Voy.* la différence que S. Thomas établit entre *imago* et *similitudo*
(*Summa theol.*). *Voy.* aussi le traité du saint docteur : *De differentiâ
Verbi humani et divini* (Opuscules).

[3] Arist. *Eudemiaques*, liv. VII, ch. XIV, p. 369, édit. de Lœmarius. 1597.

» tout principe premier. Ce qu'il y a de divin en nous y
» meut tout (*movet enim certè omnia divinum in nobis*);
» le principe premier de notre raison n'est pas notre raison
» même, mais quelque chose de supérieur. Or, qu'y a-t-il
» de supérieur à la science même et de meilleur qu'elle, si
» ce n'est Dieu? La vertu est l'organe, l'instrument de l'âme:
» *virtus mentis organum.* »

Où Aristote a-t-il trouvé cela? Dans la tradition des Mages
(venant des Hébreux), comme il le dit lui-même [1].

En conclurons-nous, avec M. W. Kastus (*Psychologie*),
qu'Aristote admet, comme Malebranche, la vision directe
en Dieu, et avec d'autres, que les Grecs de son temps con-
naissaient la trinité chrétienne? Le contraire est parfaitement démontré. *Voy.* S. Augustin: *De trinitate, De quantitate animæ, De verà religione, De magistro,* etc. —
Voy. aussi S. Thomas: *Sum. theol., Comment. sur S.
Paul, De substantiis separatis, De veritate et de potentiâ,
Quæst. disput.,* etc.; — l'abbé Maret, *Théodicée chrétienne,* 1844, livre excellent qu'on ne saurait trop recommander, etc.

On ne nous paraît guère avoir bien compris le λόγος de
Stahl; nous n'en exceptons pas même M. Lemoine.

Art. III.—Commentaire sur le Traité de Stahl: *De verâ diversitate
corporis mixti et vivi, « De la vraie distinction du corps mixte
et vivant. »*

Ne pouvant donner ici et dans ce moment un commentaire spécial aussi étendu que l'exigerait l'importance de ce
Traité, nous réduirons nos réflexions à quelques aphorismes,
qui seront développés plus tard à mesure que nous retrouverons les questions fondamentales esquissées ici par le
Professeur de Halle.

I. Dans le domaine vaste et cependant limité qu'em-

[1] *Voy.* sa métaphysique.

brasse l'univers créé, tout se ressemble et tout diffère, tout se sépare et tout s'unit; là-dessus reposent les classifications naturelles et non arbitraires des êtres, qui se distribuent en classes, genres, espèces, variétés, individus, etc.

Les créatures ont toutes un caractère général qui leur est commun avec Dieu même : c'est l'existence ; elles diffèrent par ses modes, elles se distinguent par leur matière, ὕλη (des Grecs), *stoff* (étoffe constitutive des Allemands); par le lieu qu'elles habitent; par les forces qui les animent; par les actes qu'elles exécutent, les phénomènes qu'elles présentent, leurs rapports avec l'infini dans l'espace et dans le temps.

II. *Matière.* — *A.* Il y a des êtres où tout est corporel; ils n'ont qu'une matière sensible et visible, ὕλη αισθητικὴ ou σωματικὴ d'Aristote ; ils habitent le monde visible (*terram*) et y périssent.

B. On trouve aussi des êtres tout spirituels : ce sont de purs esprits n'ayant qu'une matière spirituelle et intelligible (ὕλη νοητικὴ) d'Aristote ; tels sont les anges (αγγελοί) et les démons (δαίμονα) qui ont commencé, mais ne périront pas : les uns habitent le ciel (*cœlum*, οὐρανὸν); les autres une région ténébreuse et inférieure (*infernum*, ᾄδην d'Hippocrate : *De victu*, περὶ δίαιτῆς, *lib. I*). Les esprits n'ont pas d'étendue sensible, ils n'ont que l'étendue intelligible (Aristote, *Métaphysique* ; S. Augustin, *De quantitate animæ* ; S. Thomas, *Commentaires sur la métaphysique et sur les épîtres de S. Paul, De substant. separatis, etc.*; Malebranche, *Recherches de la vérité, entretiens métaphysiques; polémique, etc.*). Cela répond à cette parole : « *In* » *principio (temporis) Deus creavit cœlum et terram, invi-* » *sibilia omnia et visibilia.* »

C. On rencontre de plus un être intermédiaire, essentiellement corps et esprit, milieu entre les êtres corporels et les êtres spirituels, entre la terre et les régions invisibles, habitant passager de la première, qu'il quitte pour résider ensuite à jamais dans les régions inférieures ou dans les régions célestes.

D. Au-dessus de tout cela plane Dieu, esprit pur, créateur et providence de l'univers, qui seul est être, seul substance, dans un sens purement univoque et absolu [1]. Tout ce qui est purement corps a commencé et finira ; tout ce qui a ou est esprit (sauf Dieu) a commencé et ne finira pas ; Dieu seul n'a ni commencement ni fin.

III. 1° Parmi les créatures terrestres, les unes ne vivent point (règne inorganique), les autres vivent (végétaux et animaux) ; les autres, habitants passagers de la terre, vivent et pensent : ce sont les hommes. 2° Les purs esprits ont une vie à part. 3° Dieu, esprit pur, a une vie qui n'est qu'à lui [2].

IV. Qu'est-ce donc que la vie ? C'est un ensemble de phénomènes, d'actes qui se passent dans les êtres vivants ; c'est aussi une puissance, une faculté complexe composée de plusieurs facultés, une entéléchie [3]. La vie de l'esprit

[1] Les Grecs savaient cela par tradition. « Dieu est un acte pur ; rien ne »vient du néant, tout provient de celui qui est toujours. » (Aristote.) Sur cette question si controversée, les anciens ont-ils connu et admis la création par Dieu *ex nihilo ? Voy.*, en faveur de l'affirmative, Albert le Grand, *Comment. sur la phys. d'Arist. ;* S. Thomas, *Sum. contr. gent ;* les Coïmbrois, *Comment sur la phys. ;* Suarez, *Métaph.*, etc.

[2] Jupiter a une vie royale et un esprit royal : βασιλικὴν ψυχὴν καὶ βασιλικόν νουν, car l'âme a deux parties, deux puissances : εἰσιν δυο ψυχῆς μέρη. (Platon.)

[3] *Voy.*, sur le sens du mot *entéléchie*, l'explication qu'en ont donnée Cicéron, l'appel int *endéléchie* (le *Clavis Ciceronis* met *entéléchie*) ; Leibnitz, *passim ;* Barthez, *Nouv. élém.* Le Chancelier de Montpellier s'est montré bien supérieur à ses contemporains, et cependant il n'a pas atteint entièrement le but, soit dans sa traduction, soit dans ses réflexions, M. B. St-Hilaire (*Psych. d'Arist.*, 2 vol.) s'en est beaucoup plus éloigné, malgré les beaux travaux de M. Ravaisson (*Métaph. d'Arist.*, 2 vol.) ; MM. W. Kastus et Chauvet ne sont ni bien exacts ni bien complets ; le *Dict. des scienc. philosoph.* laisse à désirer ; l'École thomiste seule, et Stahl avec elle, ont dit toute la vérité. *Voy.* Albert le Grand, S. Thomas et les Coïmbrois, Commentaire sur le *De animâ* d'Aristote.

n'est point celle du corps; quoique l'âme humaine fasse vivre son corps, la vie de l'âme n'est point celle de Dieu.

V. Les êtres vivants sont des mélanges plutôt que des combinaisons; leurs éléments sont et doivent être mobiles; aussi ont-ils une force vitale qui résiste à leur destruction, à leur *corruption,* et accomplit les phénomènes *par lesquels ils résistent à la corruption et à la mort.*

VI. Cette force *utens corpore,* comme de son *instrument,* de son *laboratoire,* dirige ses forces, ses facultés, dans la génération, l'accroissement, le déclin des âges, la nutrition entière, dans tous les actes vitaux; elle est créatrice, nutritive, motrice, etc., comme elle est conservatrice; elle est *forma corporis organici vitam in potentiâ* (ἐν δυναμεί) *habentis, in quantùm organum,* formule aristotélique et thomiste transformée en canon dans trois conciles.

VII. Cette force vitale appartient chez l'homme à l'âme immortelle, dont elle constitue le dynamisme inférieur, comme la pensée, la volonté, l'amour intelligible, raisonnable, spirituel, etc., constituent son dynamisme supérieur, parce que l'âme rationnelle humaine n'est point une simple forme, mais une *substance formelle,* ὡς εἶδος (Aristote) [1].

VIII. Cette substance immortelle a le λογός et le λογισμός. Le λογός, faculté instinctive, a une conscience purement instinctive dans les facultés les plus inférieures, un peu plus nette dans les moyennes, plus nette dans les supérieures; là elle forme l'instinct du génie et de la vertu, et s'élève jusqu'au sens et au sentiment divin; elle s'unit plus ou moins au λογισμός [2].

IX. Tous les actes rationnels de l'âme immortelle ne sont pas accompagnés de conscience nette, claire, distincte: l'homme se trompe dans les sciences, les arts, la conduite

[1] *Voy.* Van-Helmont, *Formarum origo.*
[2] Van-Helmont, *Opera Stahl.*, de λόγου et λογισμού *differentiis.*

de la vie, sur le vrai, le beau, le bien : « *Mens humana non est luminis sicci* » (Bacon); notre lumière intérieure est obcure. Est-il étonnant que l'*âme*, dans la direction des actes anti-morbides, se trompe souvent? Mais étudiez ses *intentions*, ses *tendances, quò natura vergit*, et vous y trou-verez souvent un but, des indications thérapeutiques qu'il faut dans l'occasion saisir, aider, provoquer. Les passions les plus corporelles retentissent sur la même âme autant que les plus spirituelles.

« Lorsqu'il est dit, en effet, dans l'Écriture-Sainte, en parlant de la création des êtres, que l'homme fut fait une *âme vivante*, est-il possible de ne pas voir dans ce passage de la Genèse que l'âme humaine fut réellement infusée dans le corps, et pourrait-on lui donner une autre signification en se tenant au sens littéral de ces mots? De plus, comme l'expression même des termes en mémoire de l'œuvre divine a été exposée de telle sorte que les interprètes latins sont convaincus qu'elle doit être rendue sous cette formule : « *Factus est homo in animam viventem*, l'homme fut fait en âme vivante », c'est-à-dire *afin qu'elle fût vivante, « ut viva sit »* ; certes, cette même expression ne signifie pas autre chose sinon que l'homme fut fait *âme vivifiante, « vivifica »,* c'est-à-dire capable d'exercer l'acte conservateur de la vie du corps, capable aussi d'agir *dans* le corps et *par le moyen* du corps, en vue des affections corporelles; capable enfin, à l'égard de ces mêmes affections, d'exécuter, d'accomplir, de poursuivre, de considérer, d'apprécier avec persévérance ces actes de la vie, et de s'en occuper d'une manière digne de la sagesse du divin Créateur. » (Pp. 403-404.)

« En effet, comme l'homme est proprement *âme*, toute la masse corporelle ne doit être regardée que comme son *officine.* Et cependant cette âme est étroitement liée non-seulement à la matérialité de cette officine corporelle, mais encore à l'inhérence de ses propres objets dans les matières, c'est-à-dire qu'elle a des rapports intimes avec les affections de la matière.

» Il s'ensuit donc que la vie de l'homme ou de l'âme humaine consiste, non pas *simplement et en général* dans l'action, mais aussi tout *spécialement* dans l'action exercée et faite *dans* le corps, *par le moyen* du corps, *sur* et *touchant* les affaires corporelles et même sur son propre corps. » (Pp. 404-405.)

Toutes ces propositions se développeront par la suite.

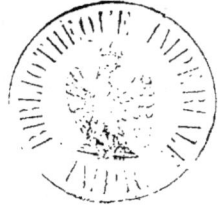

FIN.

www.ingramcontent.com/pod-product-compliance
Lightning Source LLC
Chambersburg PA
CBHW072311210326
41519CB00057B/4054